KB068176

대단한 스트레칭

일하는 당신의 피로를 풀어주는

대단한
스트레칭

사키타 미나 지음 | 백정흠 감수 | 임경화 옮김

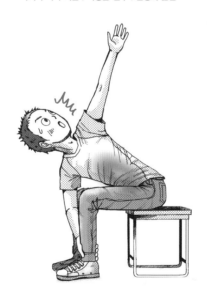

RHK
알에이치코리아

차례

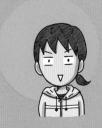

안녕하세요. 일러스트레이터 사키타 미나입니다.

요가를 배우면서 '이 동작은 간단히 할 수 있고 기분까지 상쾌해지네! 평소에 하기도 쉽겠어!'라고 생각했던 스트레칭과 자세를 인터넷에서 4컷 만화 형식으로 연재하고 있습니다.

많은 분들이 성원을 보내주셔서 놀랍고 그저 감사할 따름입니다.

《일하는 당신의 피로를 풀어주는 대단한 스트레칭》은 연재했던 칼럼 중에서 "필라테스를 한 것처럼 효과가 좋았어요." "매일매일 하고 있어요." "바른 자세에 굉장히 도움이 되었어요." 등 독자 여러분의 호평을 받았던 스트레칭만 엄선해서 한 권으로 엮은 책입니다.

업무로, 공부로, 집안일로, 육아로……. 정신없이 하루를 보내거나 그저 그런 나날을 보내는 사이에 우리 몸은 자신도 모르게 지쳐 가고 있습니다.

그럴 때 저는 스트레칭을 하면서 뭉침과 통증을 완화할 수 있었고, 통증이 사라지자 자연스럽게 기분도 상쾌해졌습니다.

평소 피로함을 느끼셨던 분들은 물론, 짬짬이 건강관리를 하고 싶은 분들도 읽어주셨으면 합니다. 뻐근한 부위가 있으면 가볍게 스트레칭을 한번 따라 해볼 수 있는 책이 되길 바랍니다. 이 책을 읽으시고 만성적인 통증이나 뭉침이 조금이라도 나아진다면 기쁠 것 같습니다.

사키타 미나

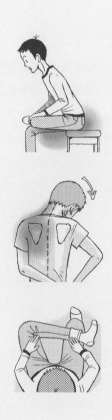

Part 1

사무실에서 틈틈이 할 수 있는 스트레칭

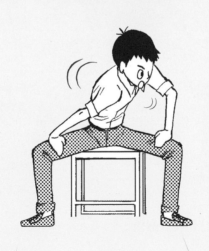

업무 피로 해결에는
엉덩관절 스트레칭

운동선수들이 자주 하는 스트레칭으로 피로에서 탈출!

메이저리그에서 활약하는 이치로 선수나 축구 선수들이 자주 하는
'어깨 밀어 넣기 스트레칭'을 적극 추천한다! 일상생활에서 생기는 어깨 뭉침과
등 뭉침을 해소하고 기분을 상쾌하게 해주는 효과가 있다.

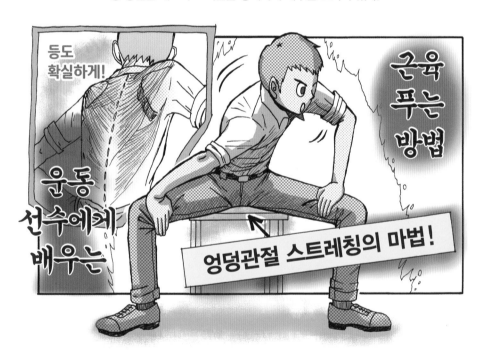

엉덩관절 경직은 전신 피로의 원인!

현대인은 운동 부족이나 의자에 앉아 오랜 시간을 보내는 생활습관 때문에 엉덩관절이 경직되기
쉽다. 엉덩관절이 경직된 상태로 방치해두면 척추나 골반이 틀어지는 원인이 되기도 하고 요통·
부종·피로감 등 다양한 증상을 유발하게 된다.
엉덩관절은 속 근육인 엉덩허리근·넓적다리·엉덩이 등 많은 근육과 골격에 이어져 있다.
놀라운 건 가로막과도 연관되어 있다는 사실이다.
스트레칭으로 엉덩관절을 부드럽게 해주면 다음과 같은 장점들이 있다.

엉덩관절 스트레칭으로 몸도 마음도 가뿐하게!

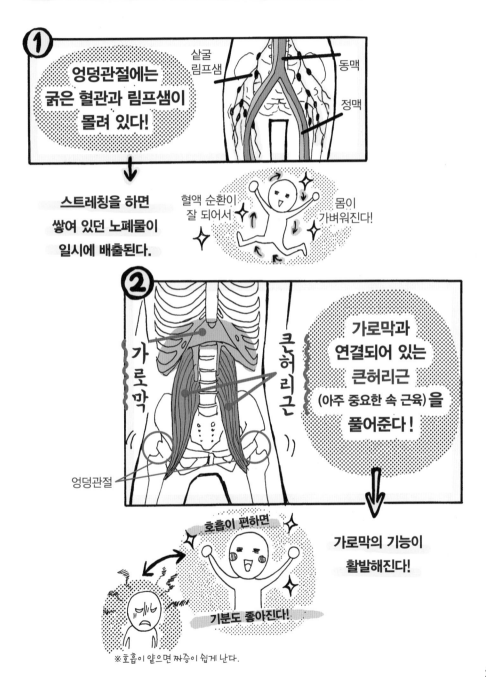

① 엉덩관절에는 굵은 혈관과 림프샘이 몰려 있다!

샅굴 림프샘

동맥

정맥

스트레칭을 하면 쌓여 있던 노폐물이 일시에 배출된다.

혈액 순환이 잘 되어서

몸이 가벼워진다!

② 가로막과 연결되어 있는 큰허리근 (아주 중요한 속 근육)을 풀어준다!

가로막

큰허리근

엉덩관절

가로막의 기능이 활발해진다!

호흡이 편하면

기분도 좋아진다!

※호흡이 얕으면 짜증이 쉽게 난다.

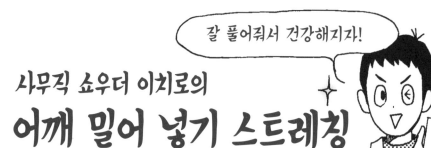

잘 풀어줘서 건강해지자!

사무직 쇼우더 이치로의
어깨 밀어 넣기 스트레칭

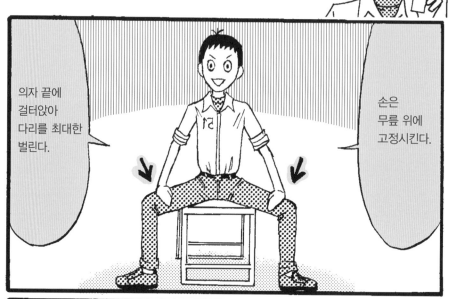

의자 끝에 걸터앉아 다리를 최대한 벌린다.

손은 무릎 위에 고정시킨다.

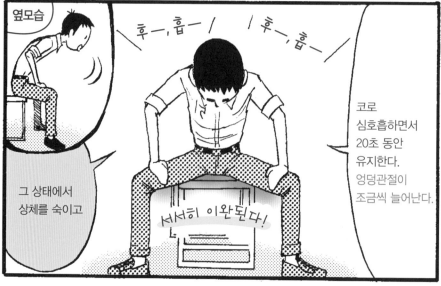

옆모습

후—, 흡— 후—, 흡—

그 상태에서 상체를 숙이고

서서히 이완된다!

코로 심호흡하면서 20초 동안 유지한다. 엉덩관절이 조금씩 늘어난다.

벌린 다리에 팔을 단단히 받치고 어깨뼈를 크게 움직이자!

'어깨 밀어 넣기 스트레칭'은 엉덩관절과 어깨뼈가 움직일 수 있는 범위를 넓혀서 몸의 유연성을 향상시키는 운동이다. 다리와 팔이 서로를 지탱해주는 힘으로 어깨뼈를 크게 움직일 수 있고 척추를 비틀 때 어깨와 등 주변의 뭉친 근육들도 제대로 풀린다. 심호흡은 느리고 길게 하면서 '음~'과 같은 소리를 내며 스트레칭을 하면 미주신경이 안정되어 더 효과적이다.

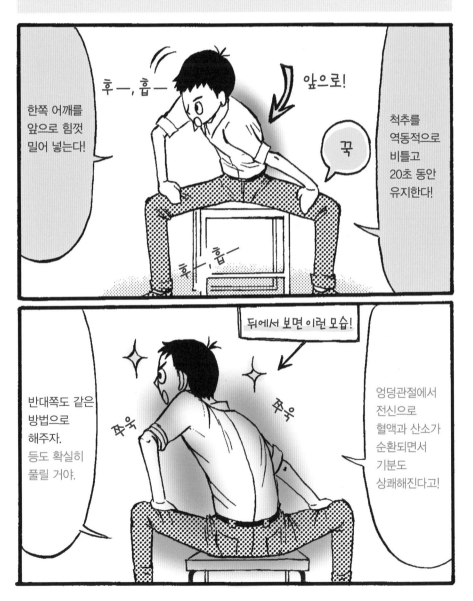

허리에 힘이 없을 때는
엉덩이 스트레칭

발바닥이 가뿐해지고 하반신이 따뜻해진다!

젊은 남성에게도 증가하고 있다는 '숨은 냉증'에 대해 아시는지?

엉덩이를 한번 만져보기 바란다. 따뜻하다는 느낌이 안 들면 자각하지 못하더라도 냉증을 의심해봐야 한다. 혈액 순환 촉진과 신체 보온 효과가 있는 엉덩이 스트레칭으로 서둘러 관리하자.

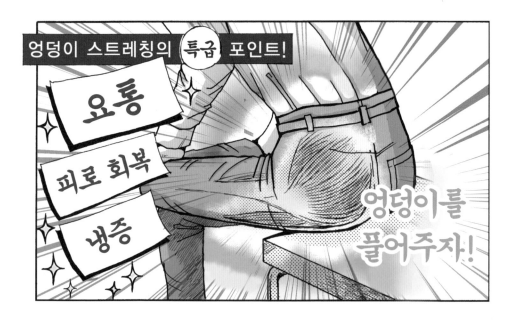

자각 증상을 느끼기 어려운 엉덩이 냉증과 엉덩이 경직

엉덩이 냉증은 '근육 경직'과 관련이 있다. 어깨 뭉침이나 목 뭉침은 통증이 바로 느껴지기 때문에 자각하기 쉽지만 엉덩이는 그렇지 못하다.

엉덩이는 지방이 많아 '냉증'과 같은 증상을 감지하기 어렵기 때문에 방치되기 쉽다. 그 결과 혈액 순환이 점점 나빠지고 피로 물질이 쌓여서 요통이나 권태감, 감기 등 다양한 증상을 일으키는 원인이 되기도 한다.

의자에 앉아서도 할 수 있는 엉덩이 스트레칭으로 요통의 원인이 되는 근육들을 확실히 풀어주자.

엉덩이가 경직되는 과정

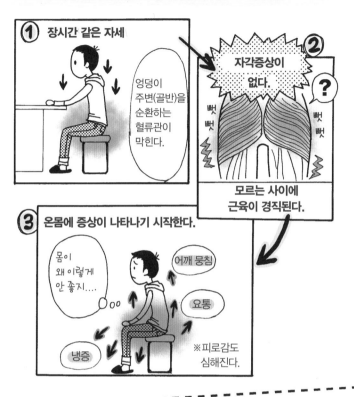

① 장시간 같은 자세

엉덩이 주변(골반)을 순환하는 혈류관이 막힌다.

② 자각증상이 없다.

?

모르는 사이에 근육이 경직된다.

③ 온몸에 증상이 나타나기 시작한다.

몸이 왜 이렇게 안 좋지....

어깨 뭉침

요통

냉증

※피로감도 심해진다.

엉덩이 스트레칭을 하면 늘어나는 근육

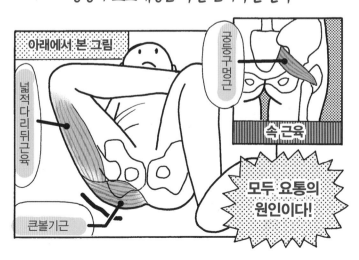

아래에서 본 그림

궁둥구멍근

넓적다리뒤근육

큰볼기근

속 근육

모두 요통의 원인이다!

하체 스트레칭

프로그래머
온난 오시리가 추천하는

스트레칭 덕분에
냉증이 뭔지 몰라!

요통도 !

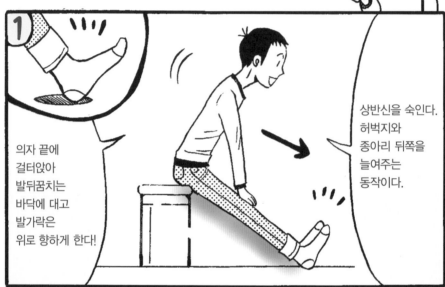

1 의자 끝에
걸터앉아
발뒤꿈치는
바닥에 대고
발가락은
위로 향하게 한다!

상반신을 숙인다.
허벅지와
종아리 뒤쪽을
늘여주는
동작이다.

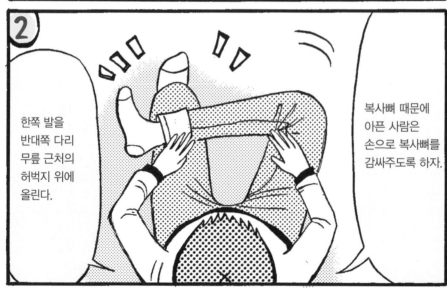

2 한쪽 발을
반대쪽 다리
무릎 근처의
허벅지 위에
올린다.

복사뼈 때문에
아픈 사람은
손으로 복사뼈를
감싸주도록 하자.

허리를 곧게 펴고 상체를 숙이면 엉덩이 근육이 잘 늘어난다!

이 동작은 일상생활에서는 늘여줄 일이 없는 엉덩이와 허벅지 뒤 근육에 자극을 준다. 엉덩이 스트레칭은 골반 주변의 혈액 순환을 개선하고, 하반신뿐만 아니라 전신의 혈액 순환과 림프 흐름을 촉진하기 때문에 나른함 해소·피로 회복·냉증이나 부종 대책에 효과적이다. 발밑부터 따뜻해지고 가뿐해지면서 요통이 개선될 뿐만 아니라 어깨 뭉침도 쉽게 풀어진다.

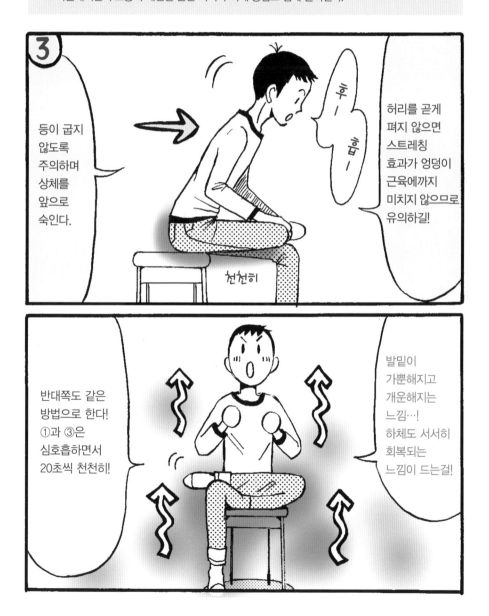

만성적인 어깨 통증에 좋은
간단한 스트레칭
언제 어디서든 어깨가 시원해지는 마법!

회사 업무나 집안일을 하면서도 할 수 있는
'어깨 통증 해소 스트레칭'을 알아두면 아주 편리하다. 간단하지만 효과만점이다.
요령을 익혀두었다가 언제 어디서든 어깨 근육을 시원하게 풀어주자!

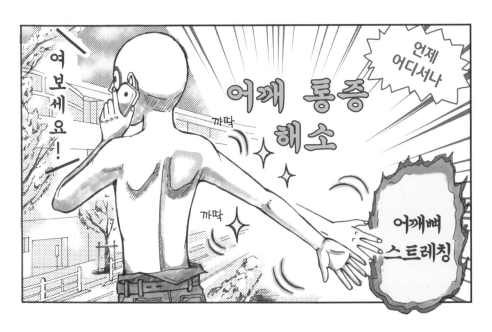

허리를 곧게 펴고 어깨뼈를 움직여보자!

여기에서 말하는 '어깨 통증 해소 스트레칭'은 간단한 '어깨뼈 스트레칭'을 말한다.
'어깨뼈 스트레칭'이란 어깨뼈를 효율적으로 움직여서 어깨 뭉침의 원인이 되는 어깨뼈 주변의 근육을 풀어주는 스트레칭이다.
여러분이 잘 아는 '어깨 돌리기' 스트레칭도 어깨뼈를 의식하면서 몸을 움직이면 효과가 훨씬 높아진다. 팔 동작을 크게 해서 천천히 돌리면 경직된 등 근육은 물론이고 가슴 근육까지 풀린다. 구부정한 자세로 하면 효과가 반감되므로 허리를 곧게 펴고 하자!

간단한 어깨 돌리기 스트레칭의 효과를 높이는 요령

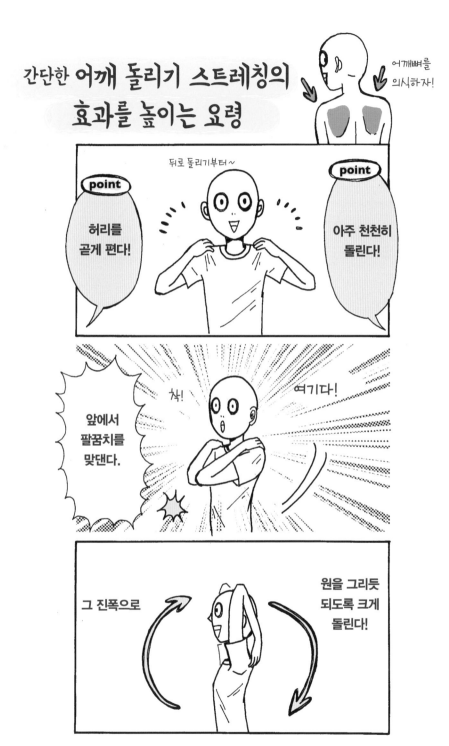

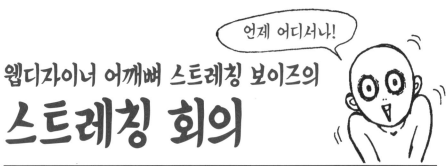

웹디자이너 어깨뼈 스트레칭 보이즈의
스트레칭 회의

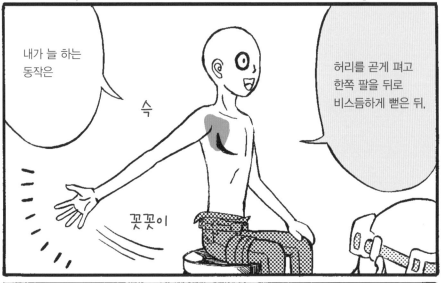

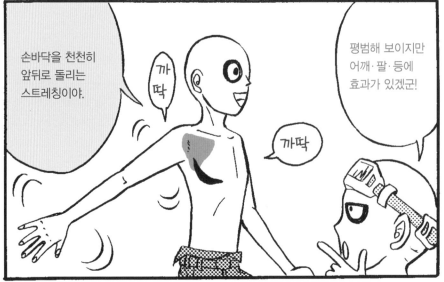

아프지만 시원한 느낌이 드는 위치까지 팔을 뻗은 뒤, 동작을 하자!

편안하게 호흡하면서 각각 5~10회씩 한다. 팔을 비트는 스트레칭은 어깨뼈를 움직일 뿐만 아니라 팔 자체의 피로도 풀어준다. 팔을 지탱하고 있는 것도 어깨 피로의 원인 중 하나이므로, 팔이 가뿐해지면 어깨 통증도 완화된다.
간단하고 쉬운 스트레칭이므로 틈틈이 해서 피로가 쌓이는 것을 방지하자.

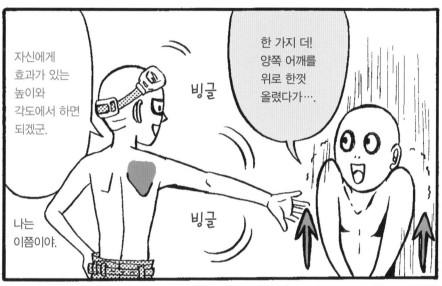

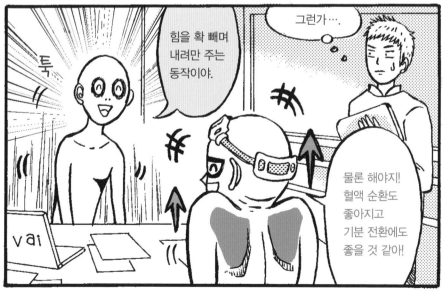

목 뭉침은 목 주변의 혈류가 나빠져 근육이 경직되거나 통증이 나타나는 상태를 말한다.
스트레스 때문에 긴장하면 근육이 더 굳어진다.
일반적인 목 스트레칭에 간단한 동작 하나를 더해 어깨 뭉침까지 해결하자.

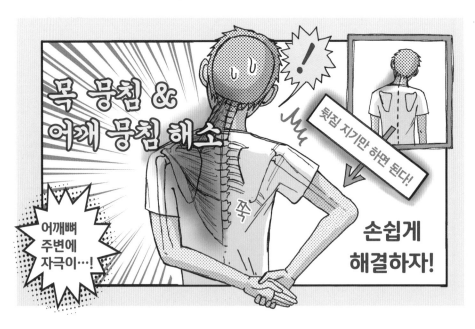

어깨가 올라가지 않도록 주의하며 스트레칭을 한다.

목에는 뇌로 혈액을 보내는 중요한 혈관이 있기 때문에 목 주변의 근육이 심하게 경직되면 뇌가 산소 부족 상태에 빠진다. 낮에 졸음이 쏟아지거나 짜증이 나는 것도 뇌에 산소가 부족하기 때문이다.
목 스트레칭에 '뒷짐 지기 동작'을 더하면 어깨올림근과 빗장뼈가 움직이지 않도록 고정해주기 때문에 어깨 통증의 원인인 어깨올림근과 등세모근을 확실하게 풀어줄 수 있다.
어깨올림근과 등세모근은 목에도 연결되어 있어서 목 뭉침과 어깨 뭉침을 해결하는 일석이조의 효과가 있다.

손쉬운 뒷짐 지기 테크닉

한번 비교해보자!

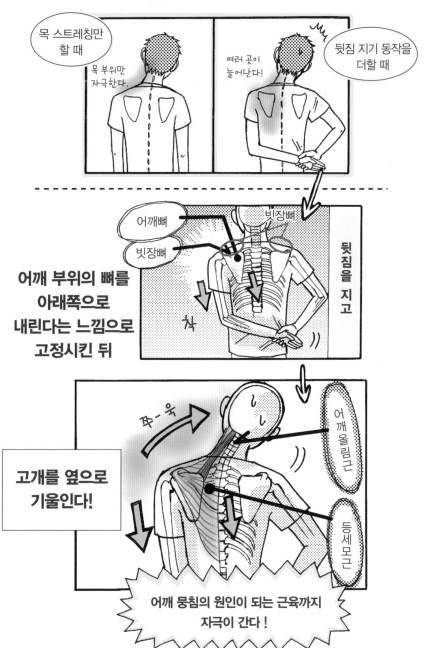

목 스트레칭만 할 때

목 부위만 자극한다.

여러 곳이 늘어난다!

뒷짐 지기 동작을 더할 때

어깨뼈

빗장뼈

빗장뼈

어깨 부위의 뼈를 아래쪽으로 내린다는 느낌으로 고정시킨 뒤

뒷짐을 지고

고개를 옆으로 기울인다!

쭈-욱

어깨올림근

등세모근

어깨 뭉침의 원인이 되는 근육까지 자극이 간다!

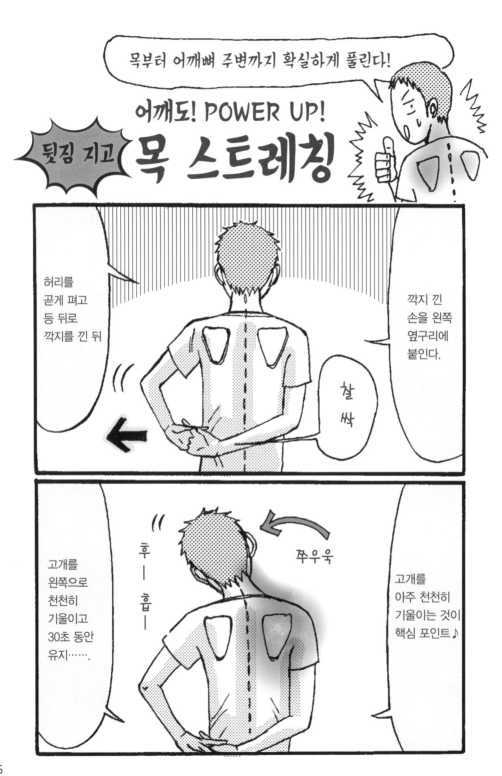

목은 조심스럽게, 천천히, 정성스럽게 풀어준다!

목은 혈관이나 신경이 많이 지나가는 민감한 곳이므로 조심스럽게 움직이는 것이 기본이다. 너무 무리하게 힘을 주면 오히려 더 안 좋아질 수 있으므로 부드럽게 움직이자.

목의 각도를 살짝 틀거나 천천히 흔들거나 하면 목 주변의 세세한 근육까지 자극하게 된다. 뒤쪽 뿐만 아니라 옆쪽도 기분 좋게 늘어난다.

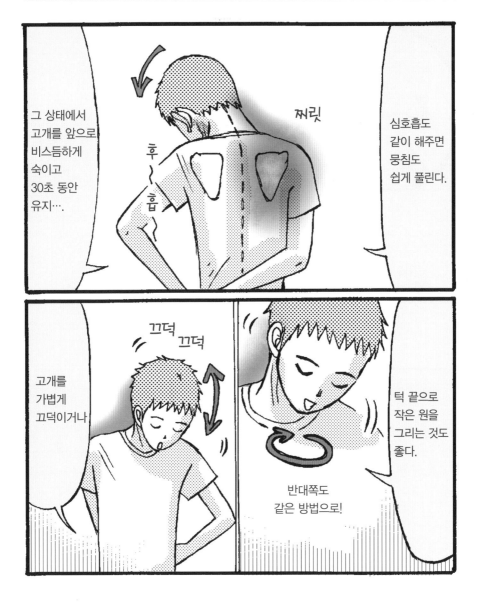

틈새 스트레칭

자투리 시간이나 다른 일을 하면서도 할 수 있는 틈새 스트레칭.
이 페이지에서는 언제 어디서나 할 수 있는 '손 혈자리 지압'과
'아래팔 스트레칭'을 소개한다.

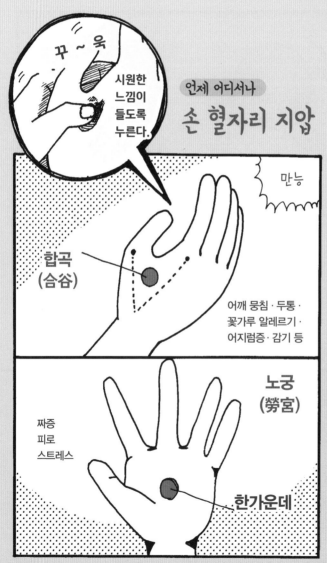

꾸~욱

시원한 느낌이 들도록 누른다.

언제 어디서나
손 혈자리 지압

만능

합곡
(合谷)

어깨 뭉침 · 두통 ·
꽃가루 알레르기 ·
어지럼증 · 감기 등

노궁
(勞宮)

짜증
피로
스트레스

한가운데

엄지와 검지 뼈 사이의 움푹 팬 곳에 위치한 '합곡'은 어깨 뭉침·두통·눈의 피로·코 막힘 등에 효과가 있는 만능 혈자리이다. 주먹을 쥐었을 때 중지와 약지 사이의 끝부분이 닿는 부위인 '노궁'은 스트레스 같은 정신적인 면에 효과가 있다.

아래팔 스트레칭

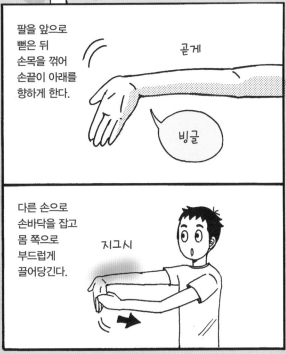

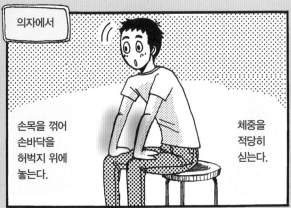

물건을 집거나 들어 올릴 때 움직이는 '아래팔굽힘근'. 피로해지기 쉽고 뭉치기 쉬운 이 근육들을 풀어주는 스트레칭이다. 건초염 예방에도 좋다.

손바닥을 허벅지 위에 놓는 것이 힘들면 손목을 살짝 뜨게 해서 무리하지 않는다.

29

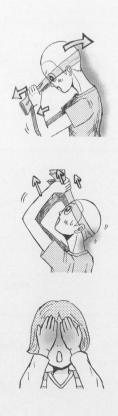

Part 2

눈과 목의
통증을 푸는
스트레칭

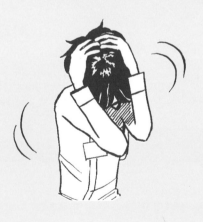

안정피로 대책에
눈의 피로 혈자리 지압법
눈 주변을 자극하면 시야가 밝아진다!

방치하면 위험한 눈의 피로. 안정피로란 눈의 피로가 쌓여 통증이 생기는 상태를 말한다.
목에서 위쪽으로 혈액순환과 림프의 흐름을 원활하게 해주는
스트레칭과 혈자리 자극을 꾸준히 하면서 안정피로를 예방하고 개선하자.

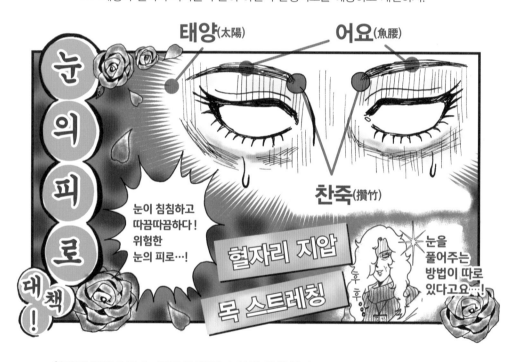

혈자리 지압으로 눈 주변의 혈액 순환을 개선한다.

눈의 피로는 눈 주변의 근육이 피로해졌을 때 느껴진다. 꾸준한 혈자리 마사지로 생기를 회복하자.
'찬죽'은 피로한 눈·건조한 눈·두통에, '어요'는 난시나 노안에 효과적이라고 한다.
'어요'는 눈썹 한가운데의 약간 들어간 부분이다. 양쪽 엄지로 밀어 올리듯이 지압을 하자.
또한 관자놀이의 움푹 들어간 부분에 있는 '태양'이라는 혈자리 지압도 추천한다. 다만 눈 주변의
혈자리는 너무 세게 누르지 않도록 유의하자.

눈의 피로에 좋은 혈자리 지압법!

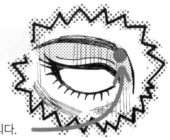

※ '찬죽'은 눈썹 안쪽의 오목한 지점에 있는 혈자리다.

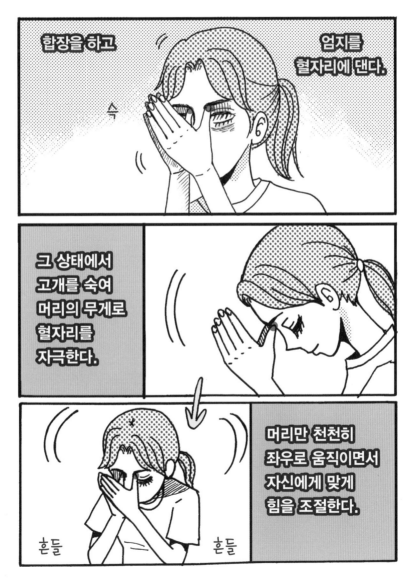

합장을 하고

엄지를 혈자리에 댄다.

쓱

그 상태에서 고개를 숙여 머리의 무게로 혈자리를 자극한다.

머리만 천천히 좌우로 움직이면서 자신에게 맞게 힘을 조절한다.

흔들

흔들

눈이 피로한
피로시마 대리의 대책

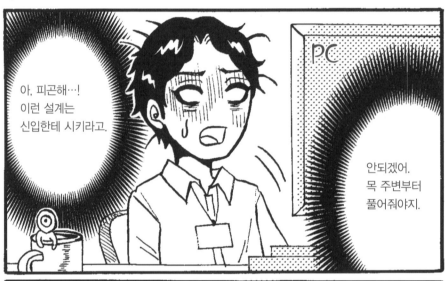

아, 피곤해…!
이런 설계는
신입한테 시키라고.

안되겠어.
목 주변부터
풀어줘야지.

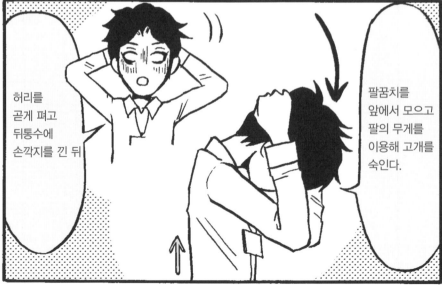

허리를
곧게 펴고
뒤통수에
손깍지를 낀 뒤

팔꿈치를
앞에서 모으고
팔의 무게를
이용해 고개를
숙인다.

목 뭉침을 풀어주면 눈의 피로도 완화된다!

눈의 피로가 쌓이면 주변의 신경이나 근육에까지 긴장이 전달되어 목 뭉침이나 두통으로 이어진다. 눈을 움직이는 근육과 뒷목 아래쪽 근육은 긴밀한 관계가 있다. 목 뭉침이 완화되는 것은 '피로한 눈 관리'로 연결되는 셈이다. 목 뭉침이 풀어지면 머리로 향하는 혈류가 좋아져서 얼굴이나 눈 주변에 정체되었던 혈액 순환도 개선되어 눈도 밝아지고 머리도 맑아진다.

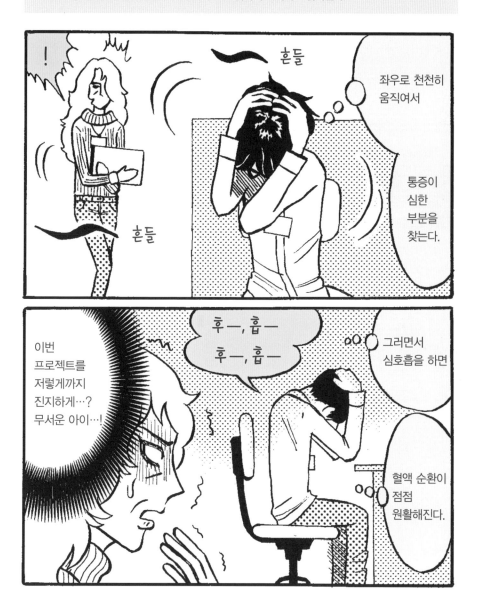

혹사당한 눈에
효과 만점인 마사지
안구 주변의 근육이 풀어지고 눈 주위가 가벼워진다!

스마트폰이나 컴퓨터, DVD 등을 보고 있으면
눈이 뻑뻑하거나 침침해지면서 피로가 느껴진다. 혈류가 나빠져 경직된
안구 주변의 근육을 손바닥 온기로 풀어주는 마사지를 추천한다.

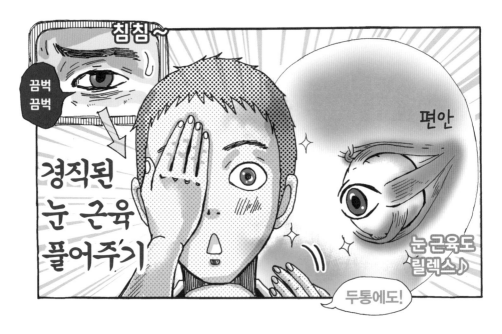

눈 주변도 어깨 뭉침처럼 근육이 경직된다.

화면을 집중해서 보다 보면 눈을 움직이지 않게 되고 깜박거림도 평상시보다 4분의 1 정도로 줄
어든다고 한다. 깜박거림이 줄어들면 눈물의 분비가 감소되어 눈이 건조해진다. 눈꺼풀을 닫는 역
할을 하는 '눈둘레근'이나 안구를 움직이게 하는 '바깥눈근육'도 어깨 뭉침과 마찬가지로 움직이지
않으면 경직된다. 눈의 활동에 필요한 산소나 영양분을 옮기는 혈류가 막혀버리는 것이다.
그럴 때 안구 주변의 근육을 온기로 잘 풀어주면 혈액 순환이 개선되면서 눈 주변도 가벼워진다.

눈이 피로해지는 과정

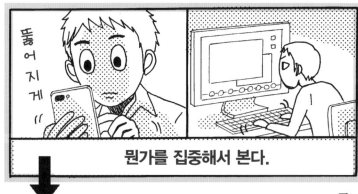

뭔가를 집중해서 본다.

1 깜박거리는 횟수가 줄어든다!

눈물이 마른다.

2 움직이지 않으므로 근육이 경직된다!

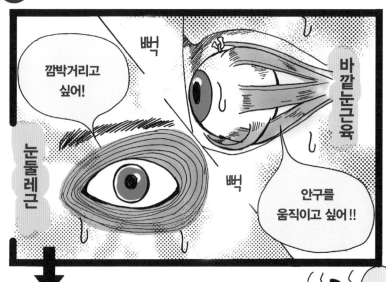

눈 주변 근육을 따뜻하게 해서 풀어주자!

어깨 뭉침과 같구나~

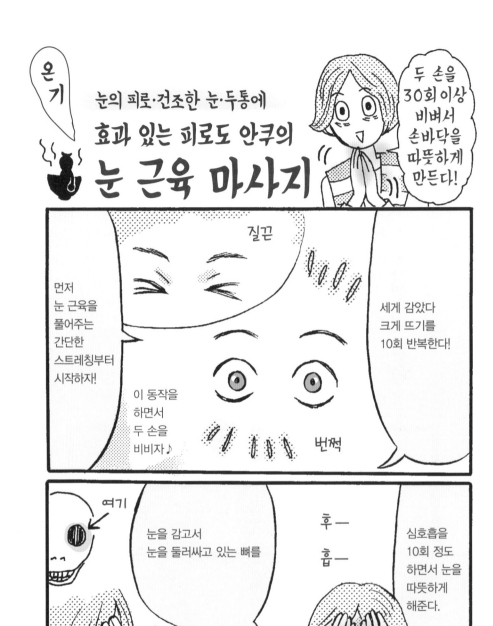

깜박거림이나 손의 온기로 막힌 혈류를 활성화한다!

안구를 압박하지 않도록 유의한다. 눈 주변의 피부나 근육은 얇고 섬세하므로 조심스럽게 다루는 것이 중요하다. 눈에 부담이 가지 않게 3분 정도 하는 것이 적당하다.

눈의 영양분은 '산소와 혈액'이므로 심호흡도 눈의 피로를 개선하는 중요한 열쇠다.

냉증인 사람은 따뜻한 머그컵 등으로 손을 따뜻하게 만들고 나서 하는 것을 추천한다.

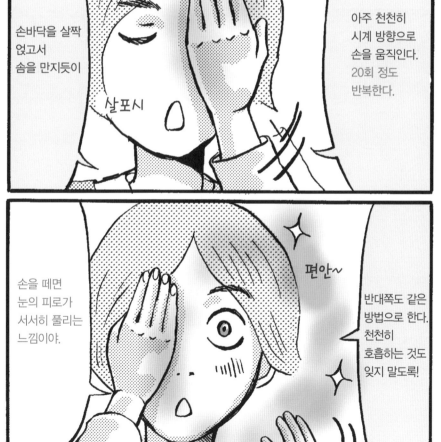

39

목 옆쪽 뭉침에 좋은
목빗근 마사지

목의 긴장이 풀리면 스트레스도 줄어든다!

목 옆쪽에 뻐근함이나 압박이 느껴지는 '목 뭉침'.
목 옆쪽은 목동맥이 지나가는 자리이자 마사지 방법을 잘 모르는 사람이 많은 부위다.
목 옆쪽 면에 위치한 목빗근을 중심으로 잘 풀어주자.

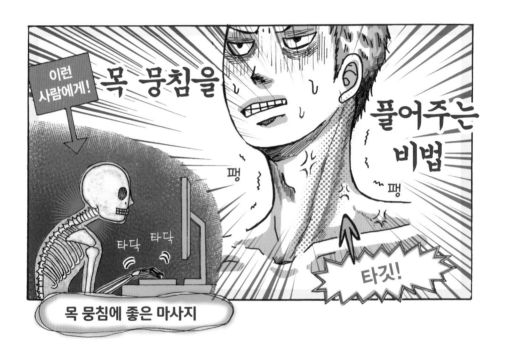

목 뭉침에 좋은 마사지

'목빗근'은 스트레스와도 관계가 깊다.

책상에 앉아 일을 하거나 집안일을 할 때 목을 앞으로 쭉 빼는 자세도 원인 중 하나지만 육체적 또는
정신적 스트레스도 '목 뭉침' 증상을 유발한다.
특히 '목빗근'은 스트레스를 완화해주는 자율신경과 관계가 깊어서 쉽게 피로해지거나 쉽게 긴장하는
부위다. 고개를 숙일 때 특히 이 근육에 부하가 걸린다.
'목빗근' 주변에는 많은 림프가 몰려 있으므로 노폐물이 쌓이지 않도록 더욱 신경을 써야 하는 부위다.

목 뭉침과 관련된 주요한 근육 세 가지

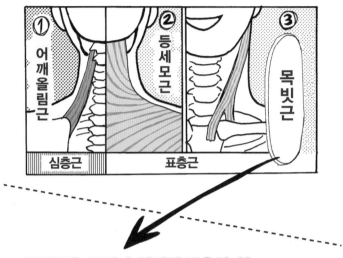

목빗근은 무엇과 연결된 근육일까?

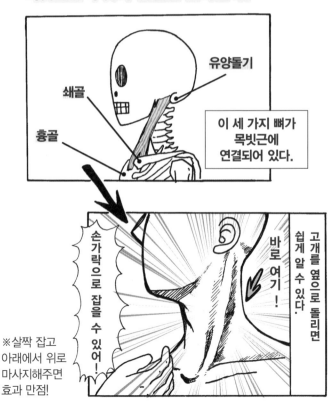

고개를 들 새가 없는
일러스트레이터 유여나다 모쿠의
목 뭉침 푸는 법

목 뭉침이 있는 근육의 주변부터 공략한다!

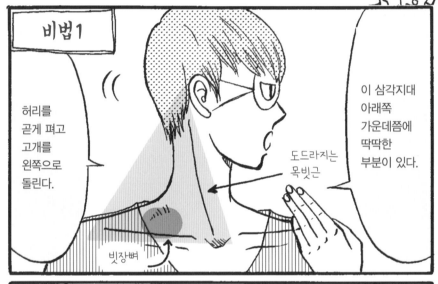

비법1

허리를 곧게 펴고 고개를 왼쪽으로 돌린다.

이 삼각지대 아래쪽 가운데쯤에 딱딱한 부분이 있다.

도드라지는 목빗근

빗장뼈

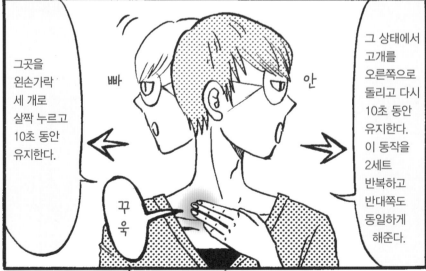

그곳을 왼손가락 세 개로 살짝 누르고 10초 동안 유지한다.

빠

안

꾸욱

그 상태에서 고개를 오른쪽으로 돌리고 다시 10초 동안 유지한다. 이 동작을 2세트 반복하고 반대쪽도 동일하게 해준다.

주변부터 공략하는 것이 마사지의 지름길!

천천히 호흡하는 것을 잊지 말고 목동맥과 가까우므로 살살 만진다. '목빗근' 주변이 풀어지면 목·머리·어깨의 혈액 순환이 좋아지고 근육의 긴장이 풀려 이완된다. 림프의 흐름도 좋아지고 통증완화나 얼굴 부종 해소에도 도움이 된다. 자율신경 균형도 맞추기 쉬워진다. 짜증이나 불면증 같은 정신적인 증상도 스트레칭을 통해 완화시켜보자.

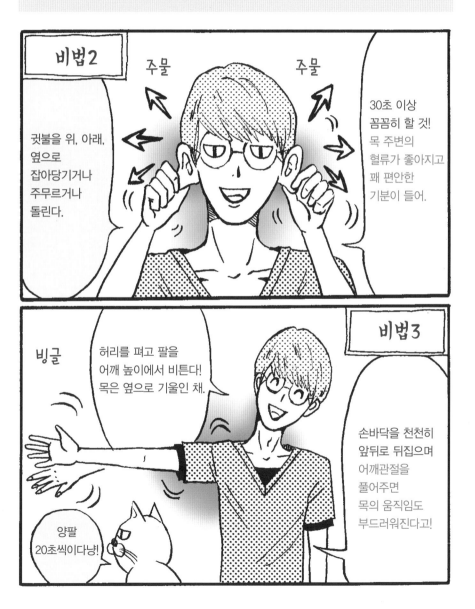

뒷목 뭉침에 좋은
수건 스트레칭

뒤통수에서 등까지 쌓인 피로가 씻겨 나간다!

목은 힘이 들어가기는 쉽지만 빠지기는 어려운 부위다. 수건을 이용해
목 스트레칭을 하면 쓸데없는 힘이 빠진 상태에서 뭉친 근육을 시원하게 풀어주기 때문에
자극하기 어려운 목의 심층근(속 근육)까지 풀어줄 수 있다!

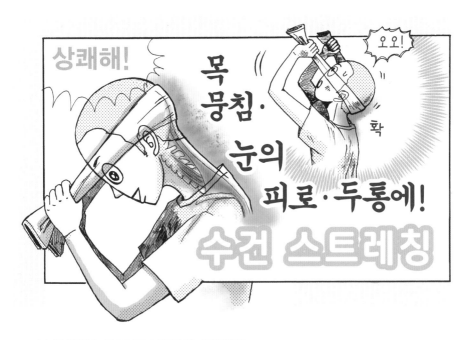

목 뭉침이 눈의 피로나 두통을 유발한다.

스트레스나 긴장이 계속되거나 머리를 자주 쓰는 사람에게 나타나기 쉬운 '뒤통수에서 목덜미'에
걸친 목 뭉침.
뒤통수나 뒷목 아래에는 뇌로 가는 혈류를 좌우하는 신경과 중요한 동맥이 지나가고 있다. 이 부
분의 근육이 경직되면 혈액의 흐름이 나빠져 산소나 영양분을 뇌로 보내기 힘든 상태가 된다. 머리
나 관자놀이가 지끈지끈 아프거나 눈의 피로 또는 현기증을 일으키기도 한다.
'수건 스트레칭'으로 뒷목 뭉침을 확실하게 풀어주자.

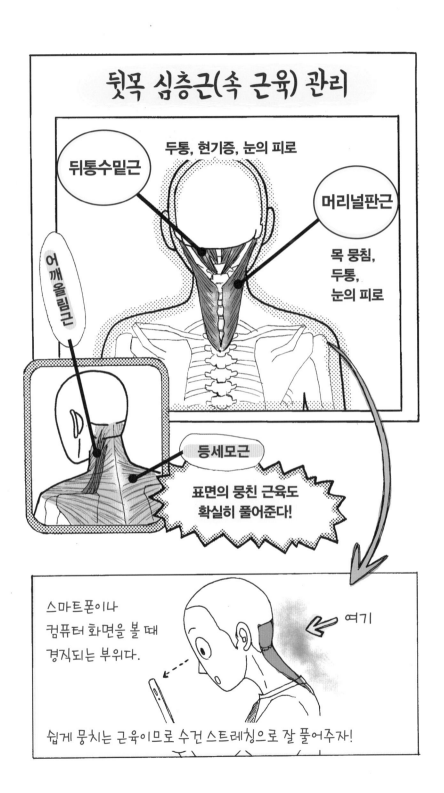

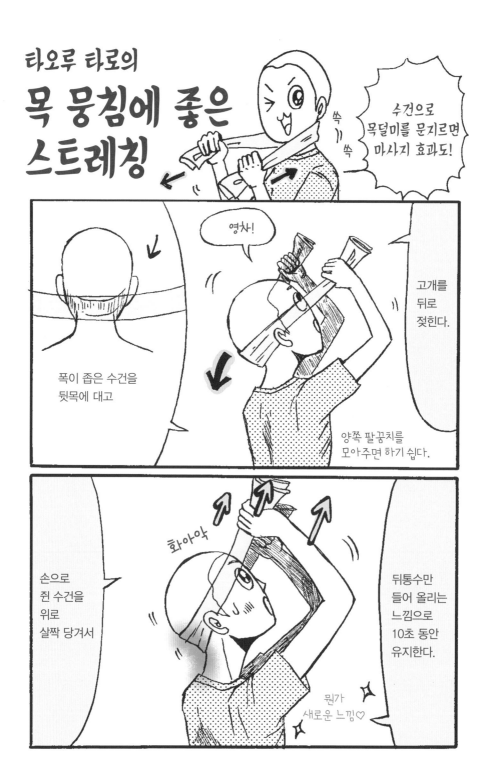

뒷목 아래부터 서서히 풀리는 것이 느껴진다!

수건을 귀 위에 두른다든가 수건 잡는 법 또는 힘의 강약 등 여러 가지를 조절해가면서 해보자. 꼭 수건이 아니더라도 길이가 적당한 천이면 뭐든지 괜찮다.
뒷목뿐만 아니라 척추 아래쪽까지 기분 좋은 자극이 전달되어 어깨 뭉침이 완화되기도 한다. 뒷목이 풀리면 시야도 밝아지고 기분 전환도 되고 피로도 금방 가셔서 전신이 이완된다.

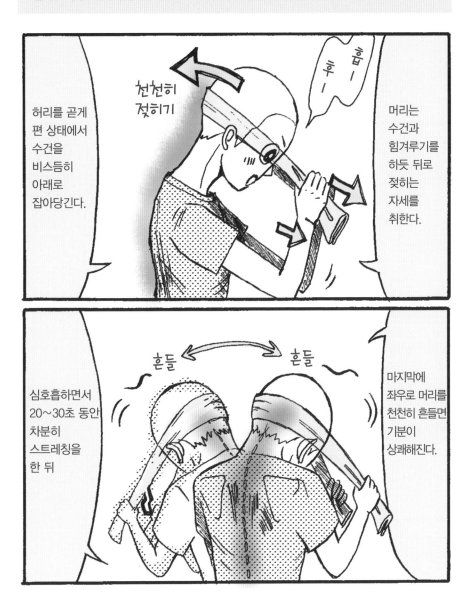

허리를 곧게 편 상태에서 수건을 비스듬히 아래로 잡아당긴다.

천천히 젖히기

후— 흡—

머리는 수건과 힘겨루기를 하듯 뒤로 젖히는 자세를 취한다.

흔들 흔들

심호흡하면서 20~30초 동안 차분히 스트레칭을 한 뒤

마지막에 좌우로 머리를 천천히 흔들면 기분이 상쾌해진다.

자투리 시간이나 다른 일을 하면서도 할 수 있는 틈새 스트레칭.
이 페이지에서는 '목 돌리기 스트레칭'의 요령과
눈이 피로한 사람에게 추천할 만한 '머리 지압법' 혈자리를 소개한다.

목 돌리기 스트레칭

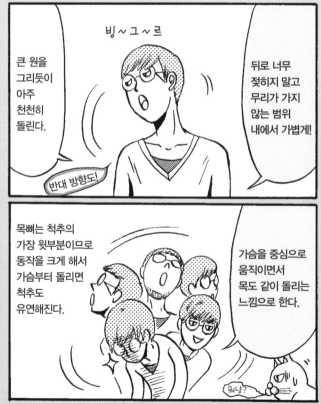

빙~그~르

큰 원을
그리듯이
아주
천천히
돌린다.

반대 방향도!

뒤로 너무
젖히지 말고
무리가 가지
않는 범위
내에서 가볍게!

목뼈는 척추의
가장 윗부분이므로
동작을 크게 해서
가슴부터 돌리면
척추도
유연해진다.

가슴을 중심으로
움직이면서
목도 같이 돌리는
느낌으로 한다.

뭐냥?

목뼈는 '경추'라고 해서 척추의 일부분이다. 척추는 목 → 등 → 허리 이렇게 하나로 연결되어 있기 때문에 가슴부터 돌리는 것도 추천한다.

과격하게 움직이지 않고 '머리의 무게를 이용'하듯이
천천히 돌리는 것이 요령이다!

책상에서 하는 머리 지압법

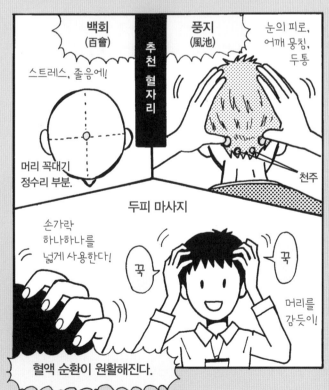

귀 뒤의 툭 튀어나온 뼈에서 2~3cm 안쪽의 오목한 지점인 '풍지'는 뇌 혈류를 개선시킬 뿐만 아니라 눈의 피로나 두통에도 효과적이다. 정수리 부분에 있는 '백회'는 긴장을 풀어주고 스트레스나 두통을 완화해준다.

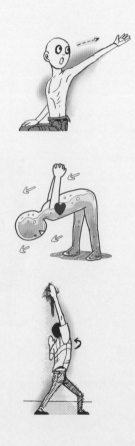

Part 3

수면 부족을 이겨내는
졸음 퇴치
스트레칭

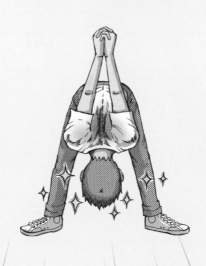

나른하고 졸릴 때는
앞으로 굽히기 스트레칭

온몸의 혈액 순환이 원활해지면서 뇌의 피로도 싹!

어깨 뭉침 해소뿐만 아니라 머리도 맑게 해주고 몸의 순환도 개선해주는
앞으로 굽히기 스트레칭으로 심신에 생기를 불어넣자! 요가에서는 일명 '학 자세'라고 한다.

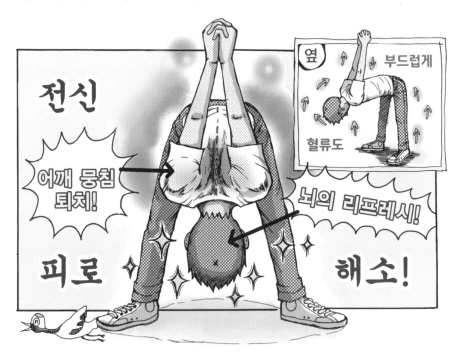

머리부터 발끝까지! 원활한 혈액 순환이 몸을 깨워준다!

몸에는 중력에 저항하여 직립자세를 유지하게 해주는 '항중력근'이라는 근육이 있으며 이 근육들
은 쉽게 피로해진다.

온몸의 피로를 해소해주는 전굴 자세 스트레칭은 상체와 하체 뒤쪽의 피로해진 근육들을 늘여주
거나 자극한다. 몸속에 쌓인 '피로(노폐물)'를 풀어주고 온몸의 혈액 순환을 촉진시킨다.

머리가 심장 아래로 가는 자세이므로 동작을 마치고 나면 머리가 맑아진 기분이 든다. 뇌의 피로
회복 효과도 기대할 수 있는 아주 유용한 자세다.

몸을 앞으로 구부렸을 때
머리가 맑아지는 것 같은 이유는…

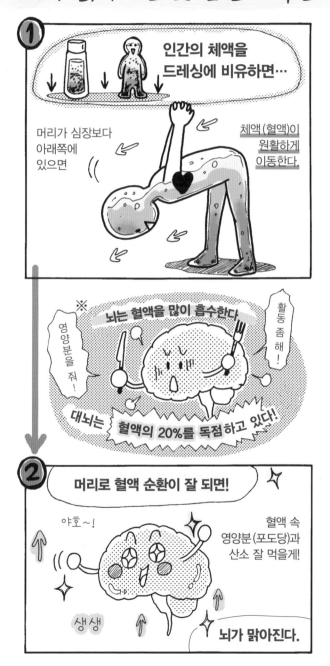

① 인간의 체액을 드레싱에 비유하면…

머리가 심장보다 아래쪽에 있으면

체액 (혈액)이 원활하게 이동한다.

※ 뇌는 혈액을 많이 흡수한다

영양분을 줘!

활동 좀 해!

대뇌는 혈액의 20%를 독점하고 있다!

② 머리로 혈액 순환이 잘 되면!

야호~!

혈액 속 영양분(포도당)과 산소 잘 먹을게!

생생

뇌가 맑아진다.

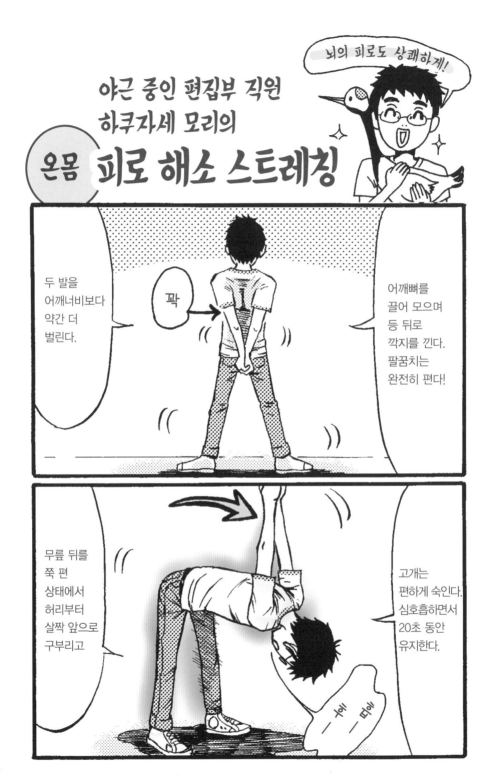

몸을 숙일 때와 일으킬 때는 천천히!

스트레칭을 하고 나서 몸을 갑자기 일으키면 어지럼증이 생길 수도 있으므로 조심하자. 어깨뼈를 끌어 모아 가슴을 활짝 편 자세가 되므로 호흡도 편해지고 기분도 상쾌해진다. 척추와 어깨뼈를 연결해주는, 어깨 뭉침의 원인인 속 근육 '마름근'을 강하게 자극하고 윗팔이나 등 근육까지 확실하게 풀어준다. 넓적다리 뒤쪽과 장딴지도 늘어나고 하반신의 혈액 순환도 원활해진다.

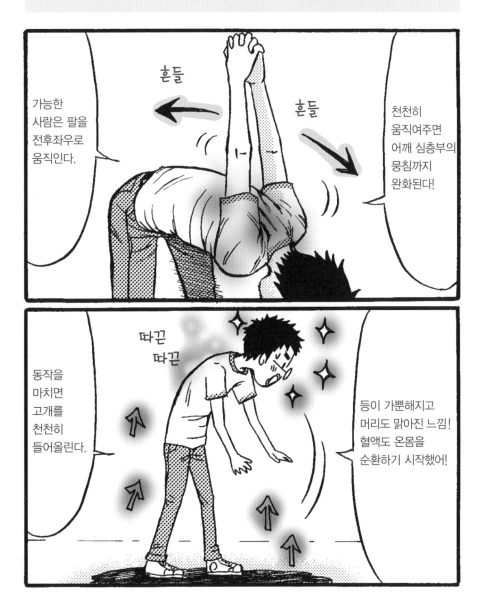

산소가 부족하다고 느껴지면
갈비뼈 스트레칭

심호흡으로 생기도 되찾고 어깨 뭉침도 완화하고!

갈비뼈는 폐나 심장 등 생명활동에 중요한 장기들을 보호하고 감싸주는
갑옷 같은 역할을 한다. 갈비뼈 주변의 근육을 풀어주고,
심호흡을 크게 하여 심신에 생기를 불어넣자!

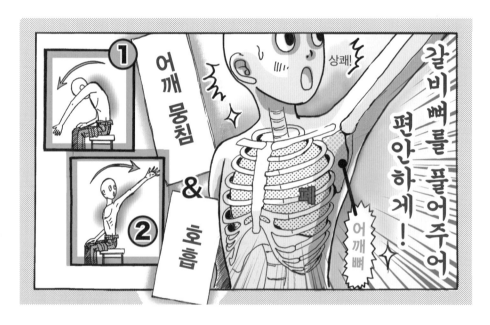

갈비뼈의 움직임이 부드럽지 못하면 호흡이 얕아지고 쉽게 피로해진다.

갈비뼈는 숨을 쉴 때마다 전체적으로 움직이면서 위로 부풀었다가 내려앉았다가 한다. 갈비뼈 사이에 붙어 있는 갈비사이근이나 가슴·배·목에 있는 '호흡근'에 의해 움직이기 때문이다.
갈비뼈 주변의 근육이 경직되면 전체적으로 움직일 수 있는 범위가 좁아져 폐의 움직임도 제한되고 호흡도 얕아진다. 호흡이 얕으면 편안한 상태가 될 수 없기 때문에 쉽게 피로해진다.
57쪽에서 설명하는 '가슴우리'의 바로 뒤에는 어깨뼈가 있기 때문에 어깨를 움직이기만 해도 부담이 생겨 어깨 뭉침을 유발하기도 한다.

갈비뼈는 움직인다 !

정말일까….

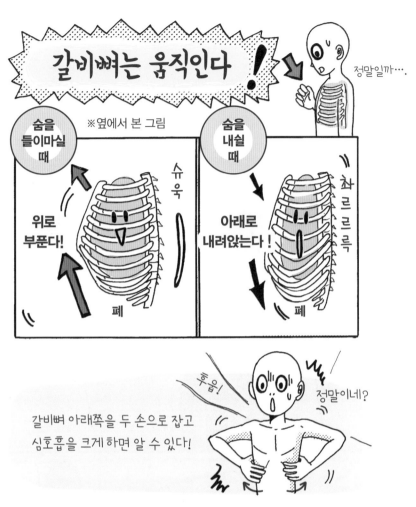

※옆에서 본 그림

숨을 들이마실 때

위로 부푼다!

슈욱

폐

숨을 내쉴 때

아래로 내려앉는다 !

차르르륵

폐

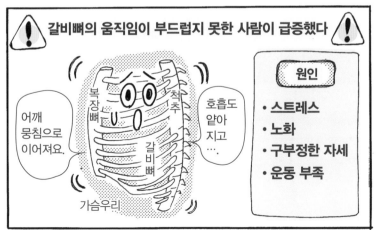

후읍!

정말이네?

갈비뼈 아래쪽을 두 손으로 잡고 심호흡을 크게 하면 알 수 있다!

⚠️ **갈비뼈의 움직임이 부드럽지 못한 사람이 급증했다** ⚠️

복장뼈

척추

갈비뼈

가슴우리

어깨 뭉침으로 이어져요.

호흡도 얕아 지고 ….

원인

• 스트레스
• 노화
• 구부정한 자세
• 운동 부족

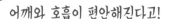

웹디자이너 갈비뼈 이완 보이의
상쾌한 가슴 스트레칭

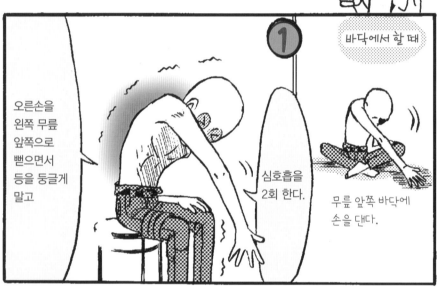

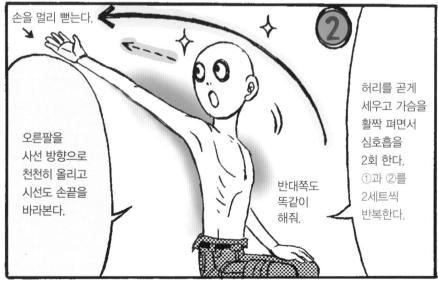

시선도 같이 따라가며 상체를 크게 움직이자!

아프지만 시원한 느낌이 드는 부위를 찾아서 동작을 따라 한다. 어깨·등·가슴·팔을 역동적으로 움직여 근육을 풀기 때문에 어깨 뭉침뿐만 아니라 등 뭉침이나 팔의 피로 완화에도 효과적이다. 심호흡을 함께 해주면 기분도 상쾌해진다. 동작이 크기 때문에 혈류가 점점 증가하여 혈액 속의 산소나 에너지가 몸속으로 전달된다. 아침에 일어날 때나 일하는 중간에 졸음 퇴치법으로 추천한다.

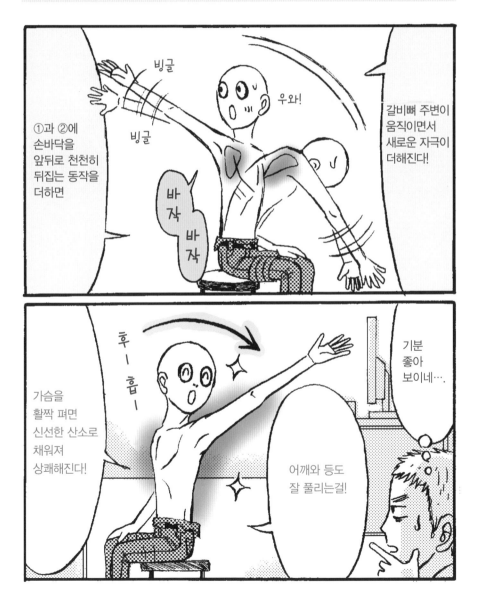

몸이 무겁고 나른할 때는 벽을 이용한 옆구리 스트레칭

호흡이 편해지고 온몸의 산소 공급이 원활해진다!

일상생활에서 '신체의 측면을 늘여주는' 동작은 거의 없다. 신체의 측면은
뭉침 증상을 자각하기 어려운 반면 모르는 사이에 수축되기 쉬운 부분이기도 하다.
옆구리 근육을 늘여주는 '벽을 이용한 간단한 스트레칭'으로
몸과 마음을 가뿐하게 만들자.

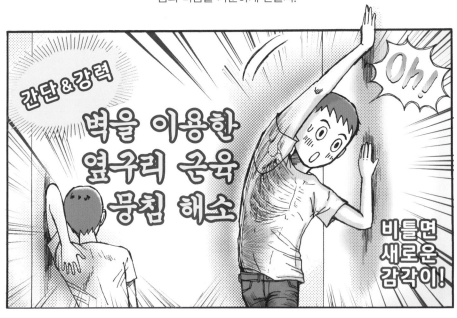

옆구리 근육은 폐의 기능을 도와준다!

갈비뼈를 감싸고 있는 주변 근육들은 '호흡'과 관련하여 중요한 역할을 하고 있다. 심호흡을 할 때
가슴이나 배가 크게 부푸는 것은 이 '호흡근'들이 폐의 팽창과 수축을 도와주기 때문이다. 그밖에
가슴 표면이나 등, 허리의 일부 근육도 '호흡보조근'으로 활약하고 있다.
호흡근이 있는 '옆구리'를 잘 풀어주면 심호흡이 쉬워지며 피로나 스트레스로 인한 얕은 호흡으로
부터 벗어날 수 있기 때문에 피로 회복 효과도 얻을 수 있다.

폐는 스스로 움직이지 못한다!

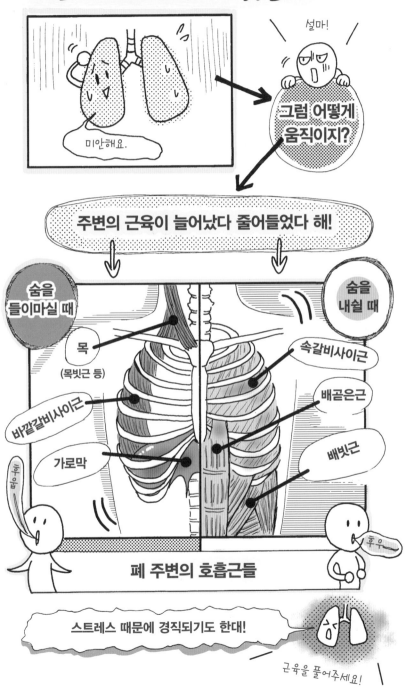

설마!

미안해요.

그럼 어떻게 움직이지?

주변의 근육이 늘어났다 줄어들었다 해!

숨을 들이마실 때

숨을 내쉴 때

목
(목빗근 등)

속갈비사이근

바깥갈비사이근

배곧은근

가로막

배빗근

후읍

후우

폐 주변의 호흡근들

스트레스 때문에 경직되기도 한대!

근육을 풀어주세요!

요쿠리 누리키의
벽을 이용한 스트레칭

옆구리를 늘여주고 피로 회복!

언제 어디서나

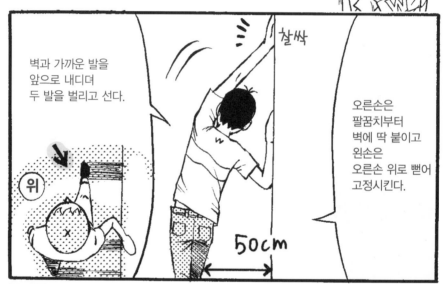

벽과 가까운 발을
앞으로 내디뎌
두 발을 벌리고 선다.

위
×

찰싹

50cm

오른손은
팔꿈치부터
벽에 딱 붙이고
왼손은
오른손 위로 뻗어
고정시킨다.

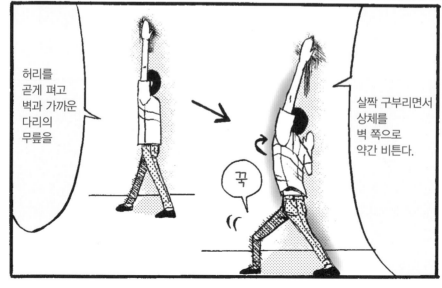

허리를
곧게 펴고
벽과 가까운
다리의
무릎을

꾹

살짝 구부리면서
상체를
벽 쪽으로
약간 비튼다.

체중을 벽에 싣는 것만으로도 눈이 번쩍 뜨이는 느낌!

몸을 너무 비틀면 허리나 옆구리가 당길 수도 있으니 '살짝만' 비틀어서 팔 끝에서 옆구리 근육까지 한꺼번에 늘여준다. 어깨 뭉침과 등 뭉침 완화에도 효과적이다.

'제2의 심장'이라고 하는 종아리 근육도 늘여주기 때문에 하체의 펌프 기능을 도와줌으로써 온몸의 혈액 순환을 촉진시킨다. 나른하고 졸릴 때는 벽을 이용한 스트레칭을 추천한다!

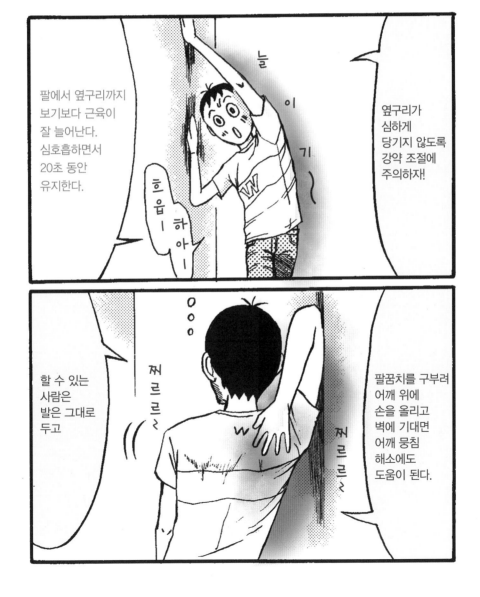

팔에서 옆구리까지 보기보다 근육이 잘 늘어난다. 심호흡하면서 20초 동안 유지한다.

늘이기~

흐읍ー 하아ー

옆구리가 심하게 당기지 않도록 강약 조절에 주의하자!

할 수 있는 사람은 발은 그대로 두고

찌르르~

찌르르르~

팔꿈치를 구부려 어깨 위에 손을 올리고 벽에 기대면 어깨 뭉침 해소에도 도움이 된다.

63

틈새 스트레칭

자투리 시간이나 다른 일을 하면서도 할 수 있는 틈새 스트레칭.
이 페이지에서는 각성 효과가 뛰어나면서도 의자에 앉아서 할 수 있는
초간단 '옆구리 스트레칭'과 '가슴과 목을 펴주는 스트레칭'을 소개한다.

바로 할 수 있는

옆구리 스트레칭

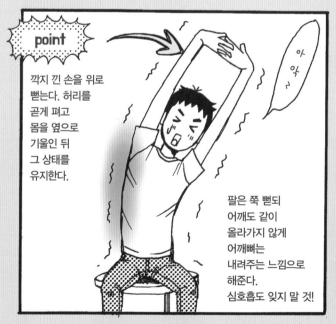

point

깍지 낀 손을 위로 뻗는다. 허리를 곧게 펴고 몸을 옆으로 기울인 뒤 그 상태를 유지한다.

팔은 쭉 뻗되 어깨도 같이 올라가지 않게 어깨뼈는 내려주는 느낌으로 해준다. 심호흡도 잊지 말 것!

일상생활에서는 움직일 기회가 적은 옆구리 근육을 기분 좋게 늘여준다. 옆구리에 있는 갈비사이근 같은 '호흡근'을 잘 풀어주면 머리도 맑아지고, 등 뭉침도 효과적으로 해소할 수 있다.

졸음 퇴치!

가슴과 목을
펴주는 스트레칭

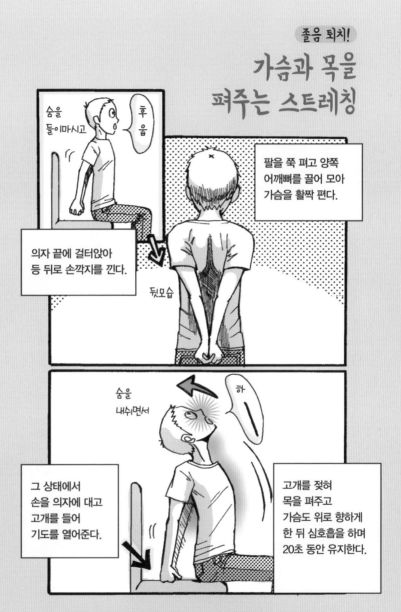

숨을 둘이마시고
후읍

팔을 쭉 펴고 양쪽 어깨뼈를 끌어 모아 가슴을 활짝 편다.

의자 끝에 걸터앉아 등 뒤로 손깍지를 낀다.

뒷모습

숨을 내쉬면서
하

그 상태에서 손을 의자에 대고 고개를 들어 기도를 열어준다.

고개를 젖혀 목을 펴주고 가슴도 위로 향하게 한 뒤 심호흡을 하며 20초 동안 유지한다.

오랜 시간 앉아 있거나 졸면서 등을 구부린 탓에 안쪽으로 수축된 가슴 근육과 목 앞쪽 근육을 위로 쭉 펴준다. 기도를 열어놓은 상태에서 심호흡을 하기 때문에 신선한 공기가 체내로 들어온다. 코 막힘이나 어깨·등 뭉침 해소에도 효과적이다. 목에 통증이 있는 사람은 무리하지 말자.

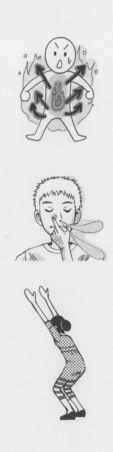

Part 4

집중력과
의욕이 급상승하는
스트레칭

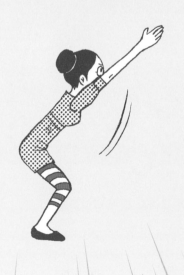

의욕이 없을 때는
기분 전환을 위한 한쪽 코 호흡법
머리가 맑아지고 뇌에 산소가 골고루 공급된다!

의욕이 없고, 나른하고, 졸음이 쏟아지고, 머리가 멍할 때는 '한쪽 코 호흡법'을 추천한다!
좌우 콧구멍 호흡을 의식적으로 조절하는 방법으로,
간단하지만 머리를 맑게 하는 데 효과만점이다!

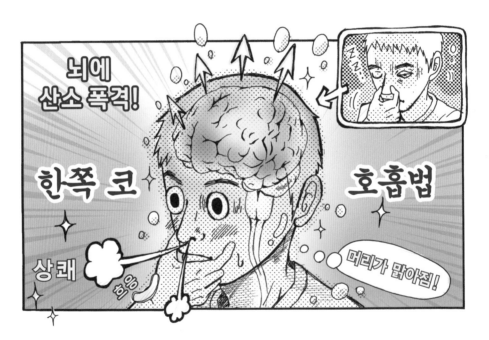

뇌로 향하는 혈류가 좋아져 뇌가 활성화된다!

코 안에서 생성되는 일산화질소(NO)는 혈관을 확장시켜서 혈류를 개선해준다.
'한쪽 코로만 호흡하면 일산화질소가 보다 쉽게 생성된다 → 혈류가 촉진되고 뇌로 산소나 영양분
이 더 많이 보내져 뇌가 활성화된다.' 이런 구조가 된다.
대다수의 사람은 콧구멍을 번갈아가며 교대로 호흡한다고 한다. 이는 코 점막이 건조해지는 것을
막기 위한 '코 순환주기(nasal cycle)'라는 생리현상으로, 자율신경과 관련이 있다.

한쪽 코 호흡법으로 머릿속 맑음

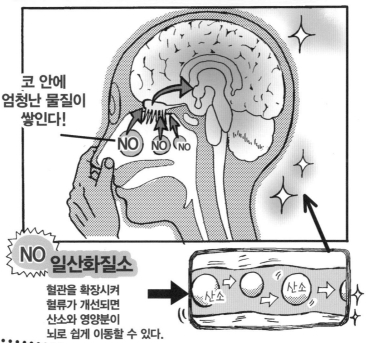

코 안에 엄청난 물질이 쌓인다!

NO 일산화질소

혈관을 확장시켜 혈류가 개선되면 산소와 영양분이 뇌로 쉽게 이동할 수 있다.

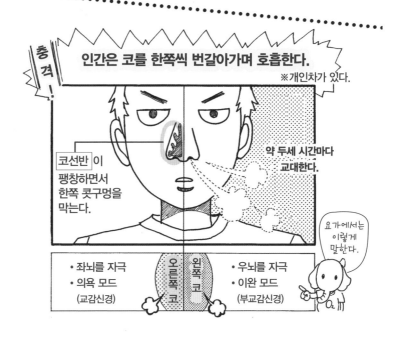

충격!

인간은 코를 한쪽씩 번갈아가며 호흡한다.

※개인차가 있다.

코선반 이 팽창하면서 한쪽 콧구멍을 막는다.

약 두세 시간마다 교대한다.

요가에서는 이렇게 말한다.

오른쪽 코		왼쪽 코
•좌뇌를 자극		•우뇌를 자극
•의욕 모드		•이완 모드
(교감신경)		(부교감신경)

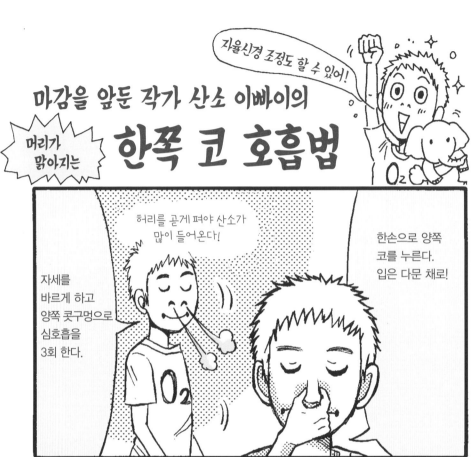

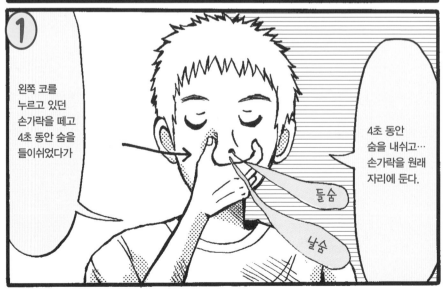

좌우 콧구멍 호흡을 잘 조절하면 스트레스 완화에도 도움이 된다.

코를 누르는 방법은 자기가 편한 대로 하면 된다. 물론 눈을 뜨고 해도 상관없다. 익숙해지면 5분 정도(20회 정도) 하는 것이 효과적이다. 머리가 맑아지고 얼굴의 혈류도 좋아진다.
한쪽 콧구멍씩 번갈아가며 호흡을 하면 자율신경이 조정되어 짜증이 억제되거나 쾌면을 취할 수 있다. 좌우 균형을 맞추는 것이 중요하므로 한쪽 코가 막혔을 때는 하지 않는 것이 좋다.

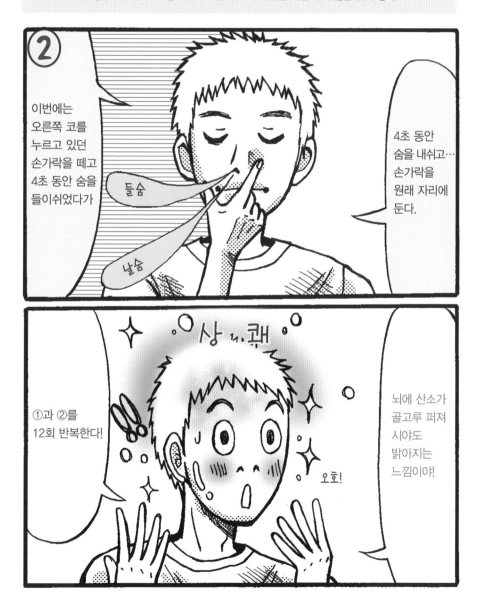

무기력할 때는
집중력을 높여주는 몸통 조이기
몸통을 조여주는 의자 스트레칭으로 몸과 마음을 긴장시킨다!

무릎을 굽히고 기도하듯이 몸의 중심을 의식하면서 한다.
요가의 '의자 자세'와 비슷하다. 집중력 향상뿐만 아니라 하체와
몸통 강화·신진대사 증진·냉증 예방 등 몸속부터 건강해지는 스트레칭이다.

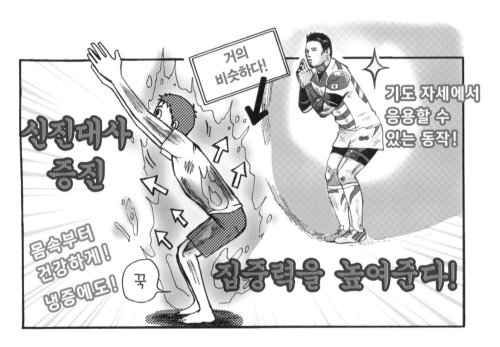

큰 근육을 움직이면 몸속에서 에너지가 나온다!

넓적다리나 몸통의 큰 근육을 움직이면 온몸의 혈류가 원활해지고 '신진대사'를 효율적으로 증진시
켜서 몸속 깊은 곳에서부터 의욕이 생기는 듯한 기분이 든다. 인체에서 가장 큰 근육인 넓적다리 앞
쪽에 위치한 '넙다리네갈래근'을 자극하기 때문에 금세 몸에서 열이 나는 것을 느낄 수 있다. 넓적
다리의 근력이 강화되면 몸을 지탱하고 있는 허리가 튼튼해지고 쉽게 피로해지지 않는다.
힘든 자세에서 균형을 잡아야 하기 때문에 저절로 정신이 집중되고 마음도 차분해진다.

의자 자세로
근육을 활성화시키면 이런 장점이!

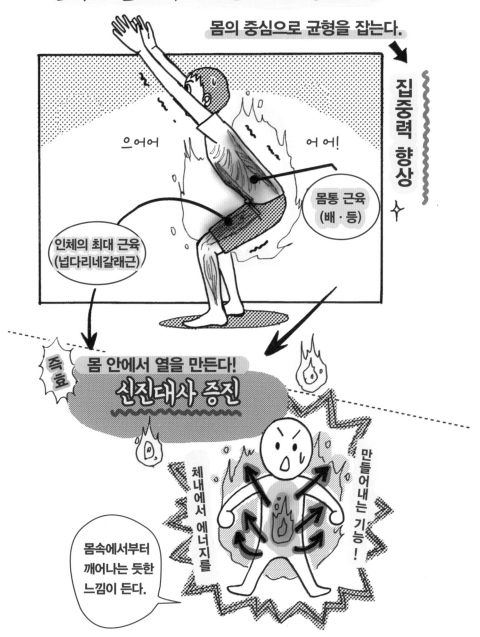

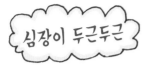

불타오르는 호리에 주모쿠의 심기일전

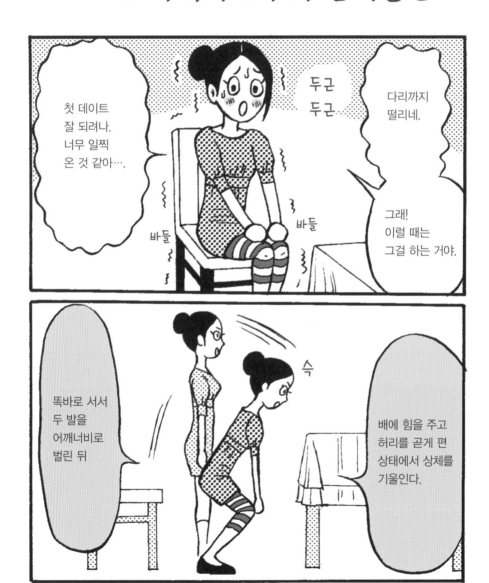

바들바들 떨려도 숨 쉬는 것을 멈추지 말고 심호흡을 한다.

힘든 자세를 유지하다 보면 숨을 멈추기 쉬운데 심호흡하는 것을 잊지 말자.
배에 힘이 들어가지 않으면 구부정한 자세가 되어 엉덩이가 뒤로 빠지게 된다. 바닥을 힘껏 디디고 있는 느낌으로 허리를 곧게 펴는 것이 중요하다. 어깨 힘은 되도록 뺀다.
동작이 힘들면 처음에는 짧게 해보자. 무릎이 아픈 사람은 무리하지 않는 것이 좋다.

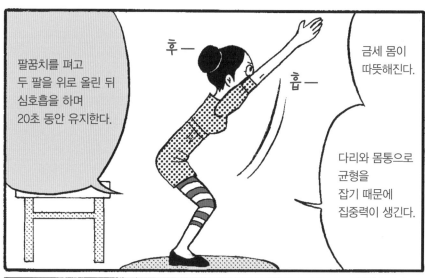

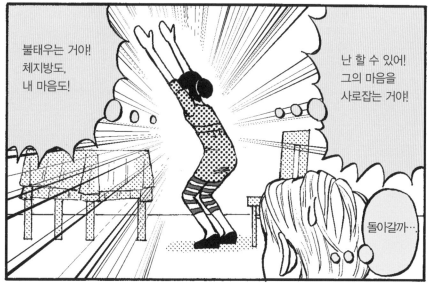

스트레스로 긴장한 뇌에 좋은
귀 마사지

머리에서 목까지 혈액 순환이 촉진되어 릴렉스 효과까지!

추운 날씨에 민감한 귀이지만 마사지를 잘 해주면 몸 전체의 건강을 지킬 수 있다!
물론 계절에 관계없이 효과적인 건강 마사지법이다. 어깨 뭉침이나 뇌 활성화에도
효과적인 '귀 마사지'를 해주어 뇌 주변의 혈류를 개선하자.

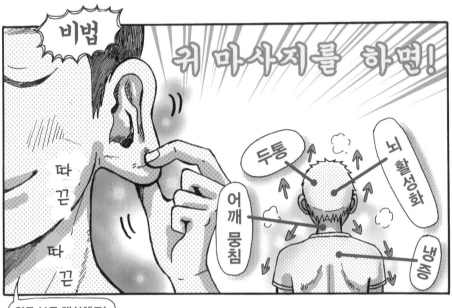

귀는 경직상태를 완화시켜주는 중요한 부위다.

귀는 모세혈관이 지나가는 부위지만 혈관이 아주 가늘고 혈액의 양도 적어서 차가워지기 쉽다. 귀
가 너무 차가우면 두통이나 어깨 뭉침으로 이어지는 사람도 있다.
'귀 마사지'를 하면 머리 전체의 혈류가 좋아지고 귀 주변의 경직된 근육이 풀어져서 두통·목 뭉
침·눈의 피로·이명 완화에 효과적이다. 귀 주변의 림프 흐름도 좋아지기 때문에 얼굴 부종 개선
에도 도움이 된다.
귀와 귀 주변에는 자율신경 조정, 어지럼증, 전신 혈류 촉진 등과 관련된 혈자리가 많이 있으므로
자주 만져주는 것이 좋다.

귀 주변의 마사지 포인트

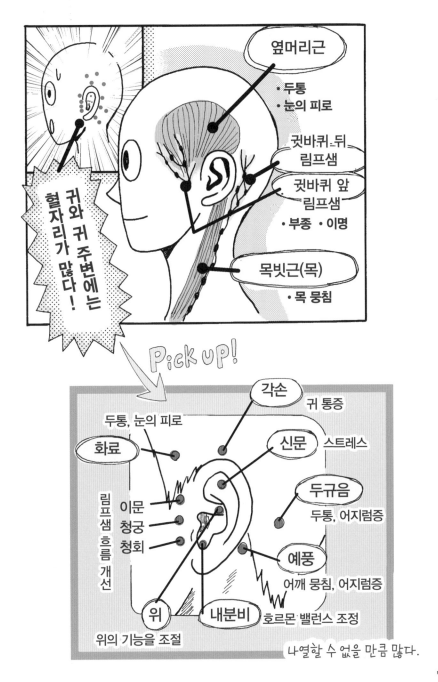

이어자와 세이지의
귀를 마사지하면

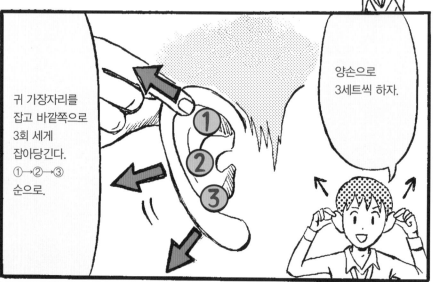

귀 가장자리를
잡고 바깥쪽으로
3회 세게
잡아당긴다.
①→②→③
순으로.

① ② ③

양손으로
3세트씩 하자.

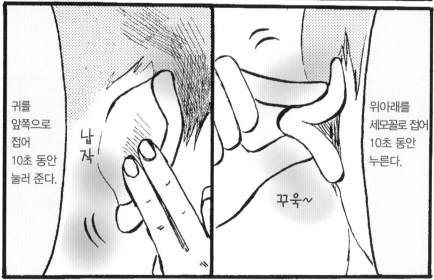

귀를
앞쪽으로
접어
10초 동안
눌러 준다.

납작

위아래를
세모꼴로 접어
10초 동안
누른다.

꾸욱~

편안하게 호흡을 하며 정성껏 마사지를 하자!

귀 위쪽을 잡고 아래쪽이나 뒤쪽으로 비트는 동작을 더하는 것도 추천한다. 시간을 들여 정성껏 마사지를 해주면 혈액 순환이 좋아져 몸도 따뜻해지고 귀에서 어깨까지 온기가 느껴진다. 뇌로 가는 혈류가 촉진되어 졸리기 쉬운 낮 시간에는 머리를 맑게 해주고 졸음을 떨쳐내는 효과도 있다. 취침 전에 이 마사지를 하면 온종일 고생한 뇌의 긴장을 풀어주기 때문에 편안하고 쉽게 잠들 수 있다.

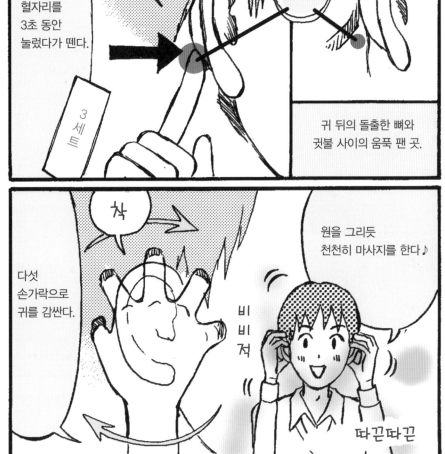

※ 어지럼증·두피의 혈액 순환 촉진에 효과 만점!

자투리 시간이나 다른 일을 하면서도 할 수 있는 틈새 스트레칭.
이 페이지에서는 언제 어디서나 할 수 있는 '기분이 상쾌해지는
스트레칭'을 소개한다.

우울할 때
기분이 상쾌해지는 스트레칭

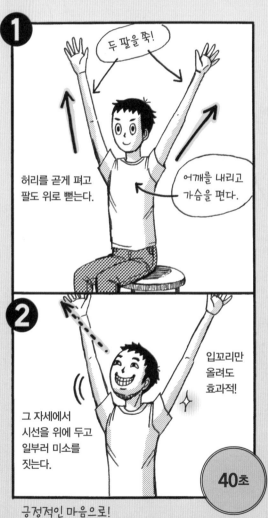

① 두 팔을 쭉!

허리를 곧게 펴고
팔도 위로 뻗는다.

어깨를 내리고
가슴을 편다.

② 입꼬리만
올려도
효과적!

그 자세에서
시선을 위에 두고
일부러 미소를
짓는다.

40초

긍정적인 마음으로!

손가락 끝까지 힘을 주고 손바닥도 쫙 펼
친다. 가슴을 펴고 위를 향한 채 천천히 호
흡을 반복한다. 억지 미소라도 웃는 표정
을 지으면 얼굴 근육이 보내는 신호에 뇌가
'즐겁다고 착각'하게 되어 긍정적인 기분이
될 수 있다.

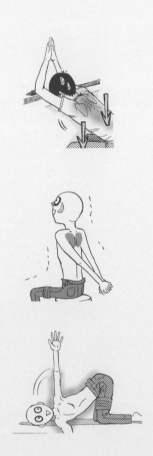

Part 5

뻣뻣하게 뭉친 어깨가 순식간에 풀리는 스트레칭

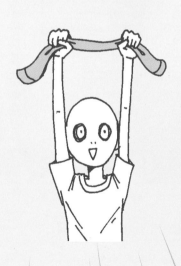

어깨 뭉침의 원인을 풀어주는 어깨뼈 스트레칭

등부터 어깨 주변까지 편안해진다!

심한 어깨 뭉침에는 '어깨뼈 스트레칭'을 추천한다.
누구나 쉽게 할 수 있는 스트레칭 방법으로,
'어깨뼈'를 의식하면서 동작을 따라 하면 어깨 뭉침이 해소된다.

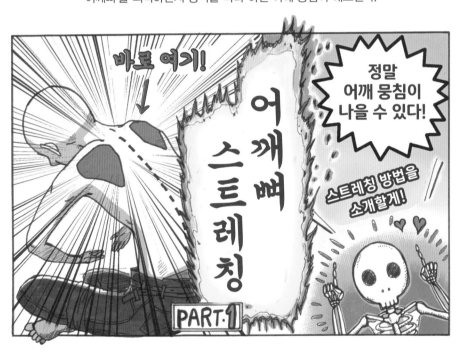

어깨뼈가 어깨 뭉침 해소의 열쇠를 쥐고 있다.

어깨뼈는 등에 있는 천사 날개 모양과 같은 넓적한 삼각형 뼈를 말한다. 원래는 자유롭게 움직일 수 있는 뼈인데, 자세나 생활습관 등으로 인해 주변 근육이 뻣뻣하게 경직된 사람이 많다고 한다.
어깨를 주무르면 표층에 있는 '등세모근'에 자극이 바로 전달되기는 하지만 어깨 뭉침의 원인을 해소하지 못하기 때문에 그다지 지속성이 없다. 어깨뼈를 효율적으로 움직여 어깨 뭉침의 원인이 되는 심층근까지 풀어주는 것이 바로 '어깨뼈 스트레칭'의 강점이다.

어깨 뭉침의 원인인 3대 근육

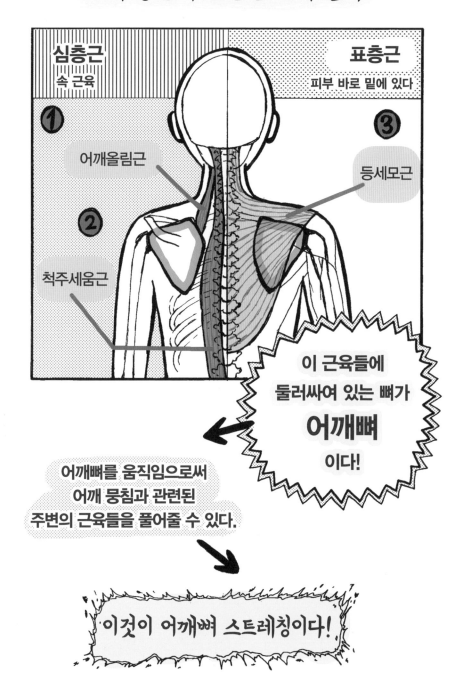

심층근
속 근육

표층근
피부 바로 밑에 있다

① 어깨올림근

② 척주세움근

③ 등세모근

이 근육들에
둘러싸여 있는 뼈가

어깨뼈

이다!

어깨뼈를 움직임으로써
어깨 뭉침과 관련된
주변의 근육들을 풀어줄 수 있다.

이것이 어깨뼈 스트레칭이다!

웹디자이너 어깨뼈 스트레칭 보이의
스트레칭 레슨

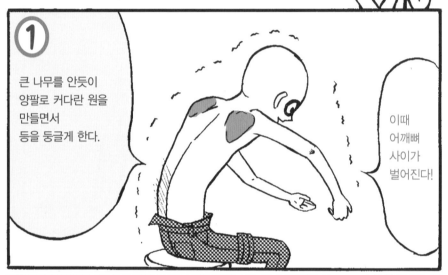

① 큰 나무를 안듯이 양팔로 커다란 원을 만들면서 등을 둥글게 한다.

이때 어깨뼈 사이가 벌어진다!

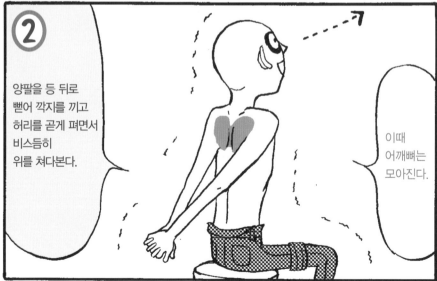

② 양팔을 등 뒤로 뻗어 깍지를 끼고 허리를 곧게 펴면서 비스듬히 위를 쳐다본다.

이때 어깨뼈는 모아진다.

의식적으로 어깨뼈 사이를 벌렸다 모았다 해보자!

통증이 느껴지면 무리하지 말고 몸 상태를 보면서 천천히 풀어주자.
이 스트레칭을 하면 어깨 뭉침의 원인이 되는 근육을 확 풀었다가 꽉 조였다가 하며 자극을 주게
된다. 뭉친 부위의 근육을 긴장시켰다 이완시키면 마사지 효과가 있다.
상체에 자극이 많이 가기 때문에 혈액 순환이 잘 돼서 몸도 따뜻해진다.

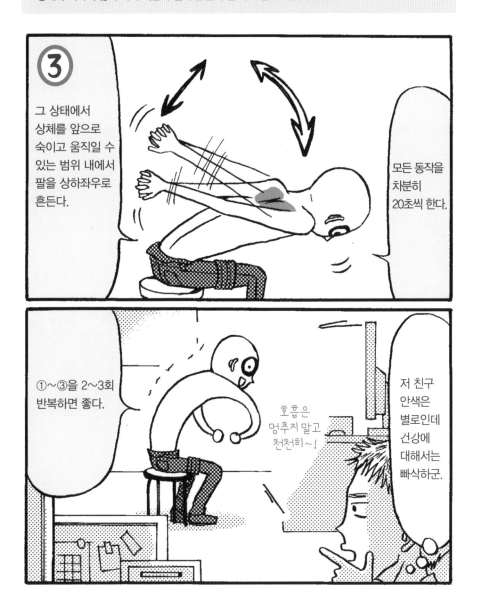

87

수건을 이용한
어깨뼈 스트레칭
어깨·가슴·등의 뭉침을 한방에 해결!

등 뒤로 해서 양손을 맞잡을 수 있는가? 어깨 뭉침 정도를 간단히 체크할 수 있는
방법이다. 양손이 잡히지 않는 사람도 수건을 이용해서 이 자세를 하게 되면
어깨뼈를 강하게 스트레칭할 수 있다. 등부터 확실히 풀어줘서 어깨 뭉침을 해소하자!

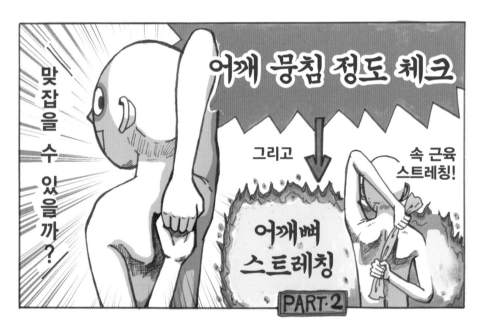

일단 어깨 뭉침 정도 체크부터!

왼쪽으로든 오른쪽으로든 손이 잡히지 않는 사람은 어깨뼈 주변의 근육이나 어깨 관절이 굳어 있
는 상태다. 평소 자세가 구부정한 사람한테는 약간 힘든 동작일 수도 있다.
"왼쪽으로는 잡히는데 오른쪽으로는…." 이처럼 좌우의 차이가 있는 사람은 자주 쓰는 손이나 평
소의 자세에 의해 어깨뼈의 위치가 틀어졌음을 나타낸다. 그대로 놔두면 만성적인 어깨 뭉침으로
이어질 수 있다.
양쪽으로 다 손이 잡히지 않거나 좌우의 차이가 있어도 괜찮다. 보조도구를 이용해서 유연한 어깨
를 만들자. 어깨를 충분히 풀어주기 위해 우선 준비 운동부터 해보자.

스트레칭을 하기 전에 어깨를 길들이자!

보조도구는 뭐든지 괜찮다.

손수건	수건	목도리	티셔츠

등

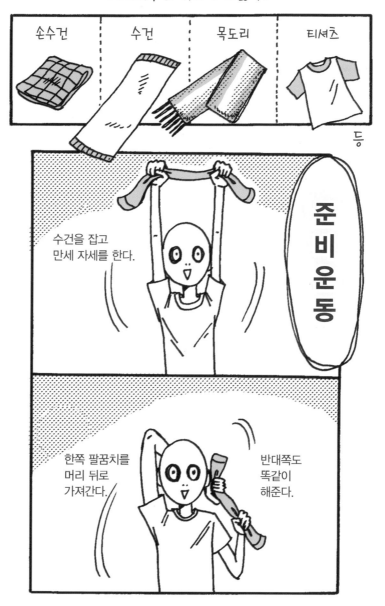

수건을 잡고 만세 자세를 한다.

준비운동

한쪽 팔꿈치를 머리 뒤로 가져간다.

반대쪽도 똑같이 해준다.

※5초씩, 좌우 3세트 한다.(자연스러운 호흡과 함께)

웹디자이너
어깨뼈 스트레칭 보이의
수건을 이용한 스트레칭!

어깨 뭉침 무찌르자!

수건을 들고 팔을 위로 뻗었다가

머리 뒤로 팔꿈치를 구부린다.

다른 손으로 수건을 잡는다.

수건의 길이는 각자의 유연성에 맞춰 '허리를 곧게 펼 수 있는 정도'로!

꽈악

어깨·가슴·겨드랑이·등·팔의 뭉침을 한방에 해결!

어깨뼈를 입체적인 각도로 움직여주면서 속 근육인 마름근을 비롯해 '어깨 뭉침의 원인이 되는 근육'들을 확실하게 풀어준다. 가슴·겨드랑이·등·팔도 자극을 받아 상체의 뭉침이 싹 풀어지면서 따뜻해지는 느낌이 든다. 좌우 모두 하면 어깨뼈의 위치가 틀어진 것을 조정하는 효과도 있다. 겨드랑이 밑의 림프샘도 자극하기 때문에 전신의 체액 순환도 좋아진다.

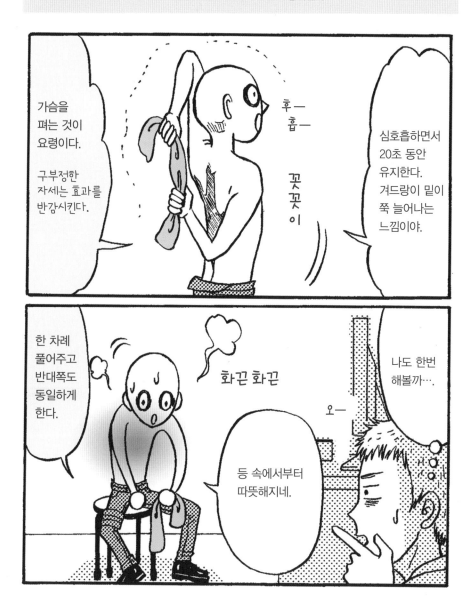

91

둥글게 말린 어깨에 좋은
가슴 근육 스트레칭
팔 돌리기를 하면 어깨와 등의 뭉침도 풀린다!

스마트폰이나 컴퓨터를 집중해서 보다보면 자신도 모르게
'둥근 어깨' 자세가 되어 어깨 뭉침이 생기게 된다. 이상하게 생각하겠지만
몸 뒤쪽이 아니라 '가슴 근육'을 풀어주면 어깨 뭉침이 개선되고
호흡이 편안해지는 이완 효과를 얻을 수 있다.

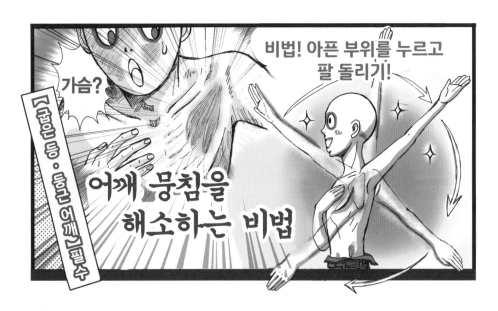

가슴 근육과 어깨 뭉침, 그 의외의 연결고리!

'어깨가 결린데 가슴 근육을 풀어준다고?' 이상하다고 생각하겠지만 가슴을 만져보면 의외로 아픈
부분이 있다. 고개를 앞으로 쭉 뺀 자세로 있거나 무거운 것을 들면 뭉치는 '작은가슴근'이라는 근
육이다.
'작은가슴근'은 등에 있는 어깨뼈와 연결되어 있다. 이 근육이 경직되면 어깨뼈를 통해 등 쪽 근육
을 끌어당겨 긴장시키기 때문에 어깨 뭉침이나 등 뭉침의 원인이 된다. 거꾸로 등 쪽 근육이 경직
되면 작은가슴근도 같은 원리로 당겨져서 굳어지기도 한다. 뭉침으로 인해 몸의 앞뒤가 서로 영향
을 미치는 셈이다.

사무직 종사자나 어깨가 안으로 말린 사람의
어깨 뭉침 point

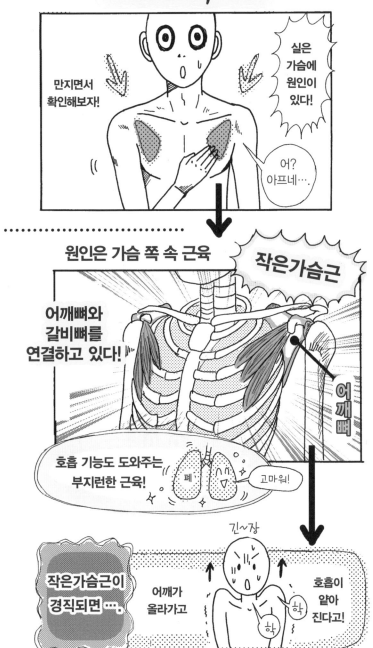

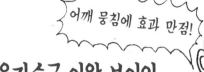

웹디자이너 작은가슴근 이완 보이의
팔 돌리기 스트레칭

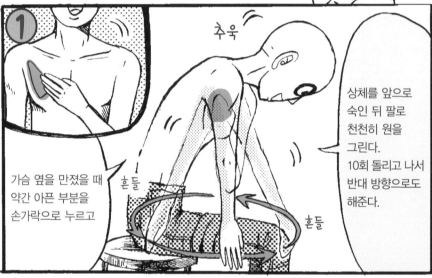

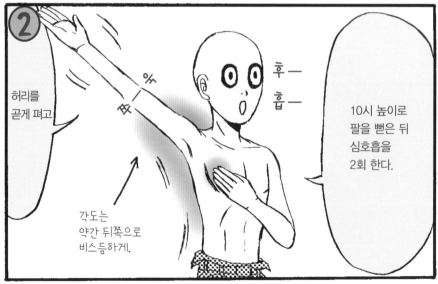

결리는 가슴 근육을 누르고 팔을 크게 돌린다!

팔을 쭉 뻗어서 돌리는 것이 힘들면 팔꿈치를 구부리고 무리가 가지 않는 범위에서 돌린다. 심호흡을 크게 하며 스트레칭을 하면 가슴 전체 근육을 사용하게 되므로 효과가 상승한다. '작은가슴근'은 호흡보조근이라고도 불리며 폐가 호흡하는 것을 도와주기도 한다. 이 근육을 잘 풀어주면 심호흡하기가 쉬워져서 이완 효과로도 이어진다.

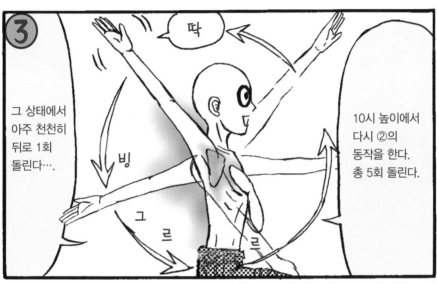

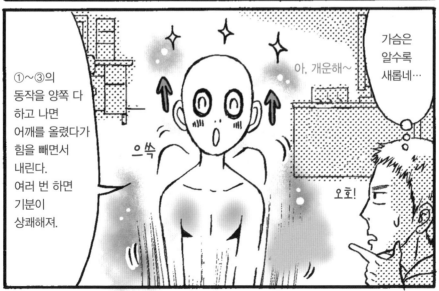

95

팔 저림과 어깨 뭉침 해소에 좋은 책상을 이용한 스트레칭

팔과 겨드랑이의 노폐물을 내보내므로 등까지 개운해진다!

팔에 힘이 없거나 피로가 느껴지는 증상도 어깨 뭉침과 연관이 있다.
팔 저림 정도를 간단히 체크한 뒤 책상을 이용한 '팔·어깨 스트레칭'으로
팔과 겨드랑이 근육을 늘여줘서 팔의 피로와 어깨 뭉침을 확실히 해소하자!

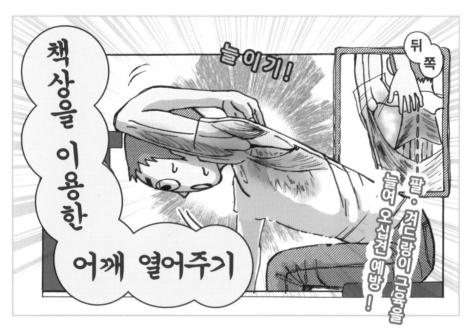

체중의 약 6%를 차지하는 한쪽 팔 무게는 어깨가 지탱하고 있다.

팔의 무게는 어깨 근육이 지탱하고 있다. 팔의 피로는 어깨로 전해지고 근육의 경직이 만성화되면 어깨 뭉침으로 이어진다.

어깨를 둥글게 감싸고 있는 '어깨세모근'의 위치를 확인하고 자신의 뭉침 부위를 찾아보자. '어깨세모근'은 팔의 무게를 지탱하면서 움직이기 때문에 피로해지기 쉬운 부위인 동시에 팔 저림과 어깨 뭉침을 해소해주는 혈자리가 있는 곳이다.

이 스트레칭으로 자극을 받는 '위팔세갈래근' '앞톱니근' '어깨세모근'은 모두 어깨뼈와 연결되어 있다. 어깨뼈 주변을 풀어줘서 어깨 뭉침을 해소하자.

어깨세모근으로 팔 저림+어깨 뭉침 CHECK!

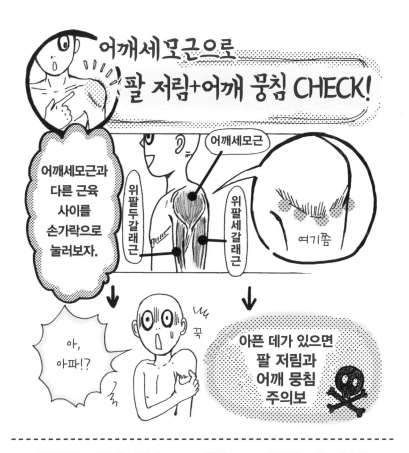

어깨세모근과 다른 근육 사이를 손가락으로 눌러보자.

어깨세모근

위팔두갈래근

위팔세갈래근

여기쯤

아, 아파!?

꾹

아픈 데가 있으면 팔 저림과 어깨 뭉침 주의보

책상을 이용한 어깨 스트레칭으로 자극을 받는 부위

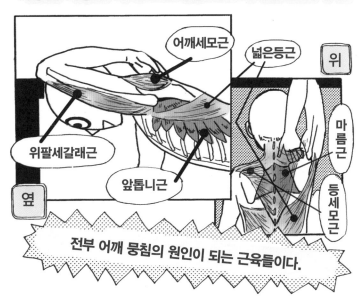

어깨세모근

넓은등근

위

위팔세갈래근

앞톱니근

옆

마름근

등세모근

전부 어깨 뭉침의 원인이 되는 근육들이다.

야근 중인 홍보부 직원
칸거루 나오루의

책상을
이용한

어깨+팔 스트레칭

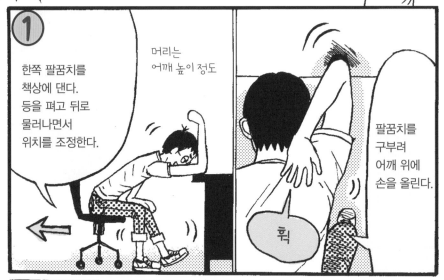

① 한쪽 팔꿈치를 책상에 댄다. 등을 펴고 뒤로 물러나면서 위치를 조정한다.

머리는 어깨 높이 정도

팔꿈치를 구부려 어깨 위에 손을 올린다.

휙

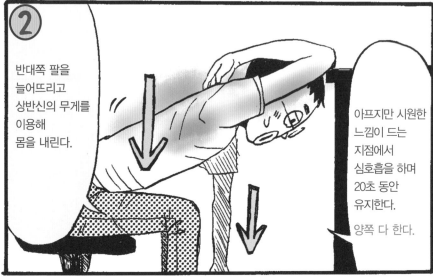

② 반대쪽 팔을 늘어뜨리고 상반신의 무게를 이용해 몸을 내린다.

아프지만 시원한 느낌이 드는 지점에서 심호흡을 하며 20초 동안 유지한다.

양쪽 다 한다.

책상과 체중을 이용해 팔과 겨드랑이를 충분히 늘린다!

어떤 자세를 취할 때 아프지만 시원한 느낌이 드는지 살피면서 무리가 가지 않는 범위 내에서 한다.
고개를 숙이고 싶겠지만 목이나 어깨 주변에 쓸데없는 힘이 들어가지 않게 유의한다. 책상이 아니
더라도 바닥에 무릎을 꿇고 의자나 침대를 이용하는 것도 추천한다. 팔과 겨드랑이뿐만 아니라 어
깨 뭉침, 등 뭉침이나 팔 냉증에도 효과적이다.

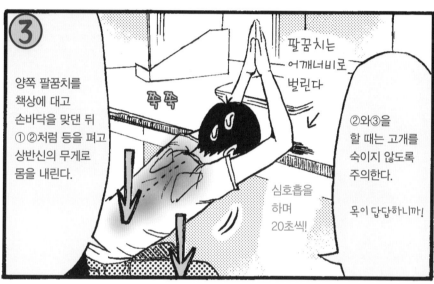

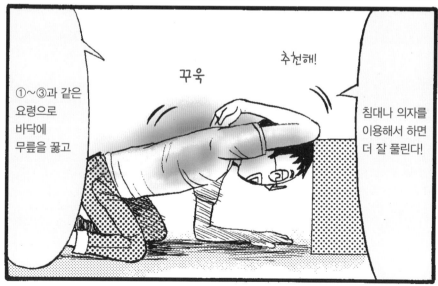

어깨 뭉침이 한 번에 해결되는
비틀기 자세

몸의 무게×비틀기로 어깨에서 허리까지 모든 근육이 풀어진다!

몸의 무게(중력)와 비트는 힘을 이용한 '팔·어깨·등·허리' 근육을
한방에 풀어주는 유용한 스트레칭으로 어깨 뭉침을 확실히 해소하자!
요가에서는 '고양이 비틀기 자세'라고 한다.

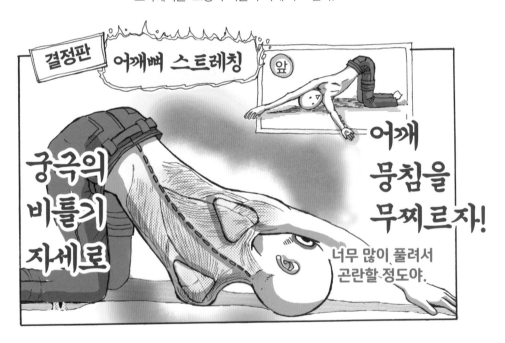

결정판　어깨뼈 스트레칭

앞

궁극의
비틀기
자세로

어깨
뭉침을
무찌르자!

너무 많이 풀려서
곤란할 정도야.

어깨 뭉침의 원인이 되는 속 근육까지 풀어준다!

'비틀기' 동작은 근육의 스트레칭 효과를 높여주고 몸의 경직을 완화시켜 준다. 몸의 무게를 잘 이
용하면 보다 강력한 효과로 이어질 수 있다.
'어깨뼈'에 연결되어 있는 속 근육인 앞톱니근과 마름근은 경직되기 쉬울 뿐만 아니라 어깨 뭉침의
원인이 되는 근육들이다. '고양이 비틀기 자세'는 자극이 미치기 힘든 심층부의 근육까지 풀어준다.
약간 복잡한 자세이므로 어떤 자세를 취했을 때 어떤 효과가 있는지 그림을 통해 알아보자!

고양이 비틀기 자세를 살펴보자

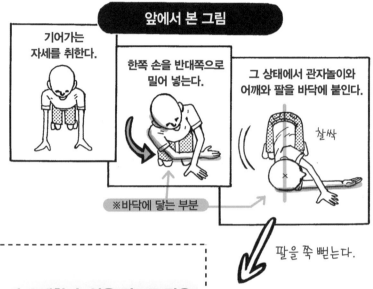

앞에서 본 그림

기어가는 자세를 취한다.

한쪽 손을 반대쪽으로 밀어 넣는다.

※바닥에 닿는 부분

그 상태에서 관자놀이와 어깨와 팔을 바닥에 붙인다.

살싹

팔을 쭉 뻗는다.

다 소개할 수 없을 정도로 많은 등 주변의 근육이 늘어났다 줄어들었다 한다!

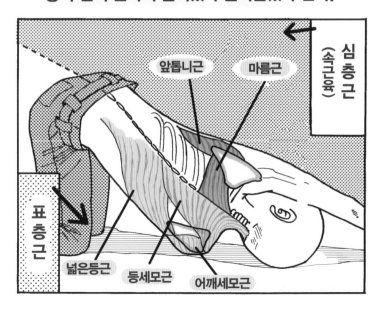

심층근 (속근육)

앞톱니근

마름근

표층근

넓은등근

등세모근

어깨세모근

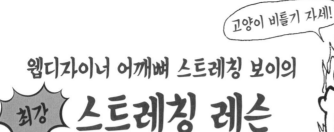

웹디자이너 어깨뼈 스트레칭 보이의

최강 스트레칭 레슨

고양이 비틀기 자세!

제대로 해보겠냥!

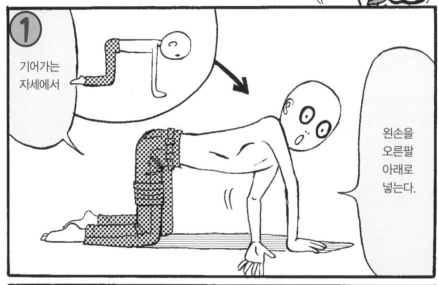

① 기어가는 자세에서

왼손을 오른팔 아래로 넣는다.

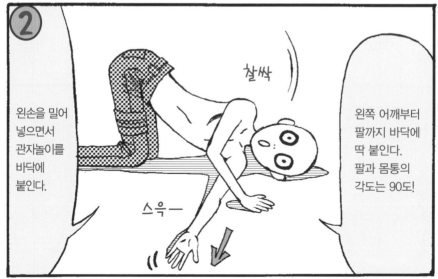

② 왼손을 밀어 넣으면서 관자놀이를 바닥에 붙인다.

왼쪽 어깨부터 팔까지 바닥에 딱 붙인다. 팔과 몸통의 각도는 90도!

찰싹

스윽—

반동을 이용하지 말고 천천히 자세를 만들어가자!

동작이 익숙해졌을 때 심호흡을 의식적으로 하면서 시간을 좀 더 들여 해보면 그 효과는 훨씬 크다. 담요처럼 부드러운 직물 위에서 하자. 동작을 마치고 나면 어깨를 비롯해 상체가 개운해지며 혈액 순환도 좋아져서 몸도 따뜻해진다. 머리가 심장보다 아래에 있게 되므로 머리가 맑아져 이완 효과도 있다. 처음에는 조금 어렵게 느껴지겠지만 반복해서 하다보면 차차 익숙해진다.

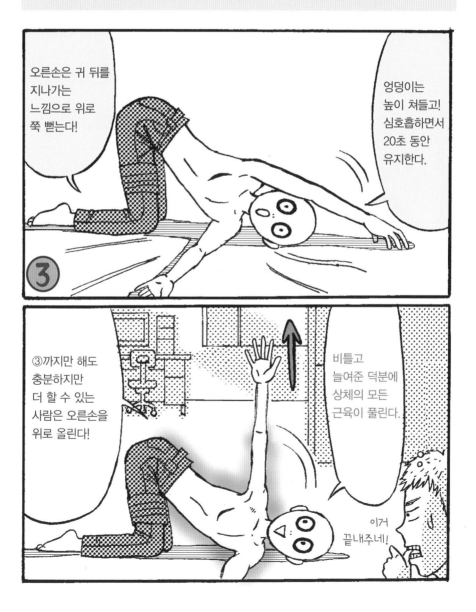

틈새 스트레칭

집에서 자투리 시간이나 취침 전에 할 수 있는 틈새 스트레칭.
이 페이지에서는 카펫이나 이불 위에 누워서 할 수 있는 스트레칭
을 소개한다.
어깨 뭉침에 효과 있는 스트레칭으로, 요가에서는 '시곗바늘 자세'
라고 부르는 인기 있는 자세다.

어깨 뭉침 해소에 탁월한
시곗바늘 자세

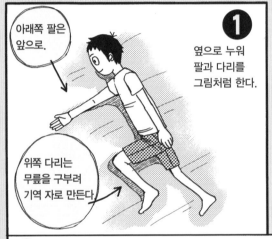

아래쪽 팔은
앞으로.

① 옆으로 누워
팔과 다리를
그림처럼 한다.

위쪽 다리는
무릎을 구부려
기역 자로 만든다.

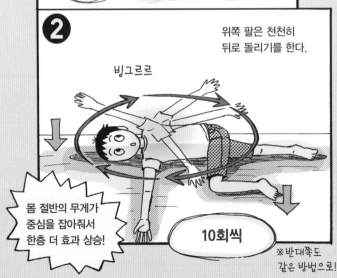

② 위쪽 팔은 천천히
뒤로 돌리기를 한다.

빙그르르

몸 절반의 무게가
중심을 잡아줘서
한층 더 효과 상승!

10회씩

※반대쪽도
같은 방법으로!

바닥에 대고 있는 머리와 몸통과
손발의 무게 때문에 무리 없이 수
축된 근육을 강하게 스트레칭할 수
있다. 어깨·가슴·겨드랑이·등·팔
근육이 기분 좋게 늘어난다. 어깨
주변의 긴장을 해소해주고 혈류가
좋아지면서 상체부터 근육이 풀어
진다.

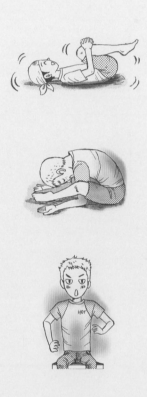

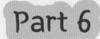

Part 6

허리와 등을
완벽히 관리하는
스트레칭

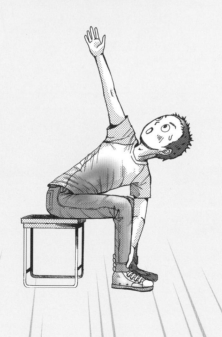

허리가 아플 때는 간단한
뒹굴뒹굴 스트레칭

허리 주변을 지지하는 근육을 자극해서 요통 개선!

누워서 깍지 낀 손으로 무릎을 감싸기만 하면 된다. 매우 간단하게 보이지만
허리를 지탱해주는 근육들을 한꺼번에 관리할 수 있는 아주 탁월한 스트레칭이다.
방법을 익혀 실행하면 요통 개선뿐만 아니라 변비 해소와 이완 효과로도 이어진다.

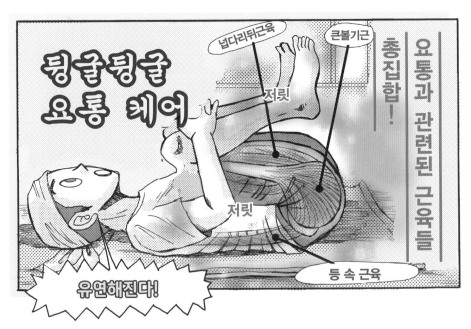

허리는 주변 근육들이 받쳐주고 있다.

상체를 지탱하고 있는 '허리'는 인체의 대들보라고 불리는 중요한 부위다. 허리는 109쪽의 그림과
같은 구조를 지닌 매우 정교한 부위다.
요통이 생기면 통증을 줄이기 위해 주변 근육이 과도하게 움직이기 시작한다. 발이나 엉덩이까지
아픈 경우도 있다. 허리 주변의 근육부터 튼튼하게 만드는 것이 요통 개선의 지름길이다. "요통 때
문에 한의원에 갔더니 허리가 아니라 엉덩이, 넓적다리, 엉덩관절 같은 데만 풀어줬어."라고 말하
는 경우가 있는데 이 같은 이유 때문이다.

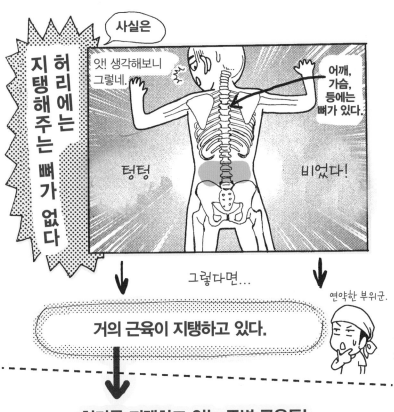

사실은

허리에는 지탱해주는 뼈가 없다

앗! 생각해보니 그렇네.

어깨, 가슴, 등에는 뼈가 있다.

텅텅

비었다!

그렇다면...

거의 근육이 지탱하고 있다.

연약한 부위군.

허리를 지탱하고 있는 주변 근육들!

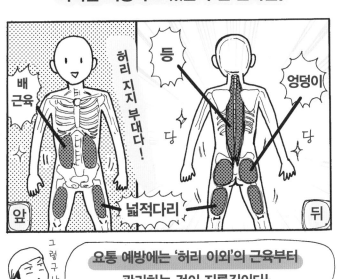

배 근육

허리 지지 부대다!

등

엉덩이

당

당

넓적다리

앞

뒤

그렇구나...

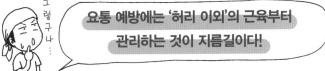

요통 예방에는 '허리 이외'의 근육부터 관리하는 것이 지름길이다!

딩굴딩굴

만화가 지키시마 허리노의
허리 관리 스트레칭

피로 회복·변비에도 효과 만점!

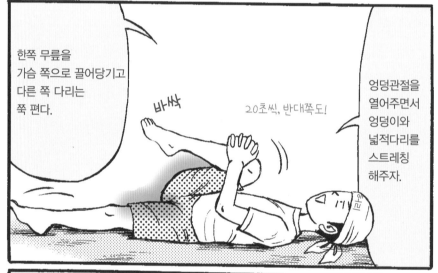

한쪽 무릎을 가슴 쪽으로 끌어당기고 다른 쪽 다리는 쭉 편다.

바싹

20초씩, 반대쪽도!

엉덩관절을 열어주면서 엉덩이와 넓적다리를 스트레칭 해주자.

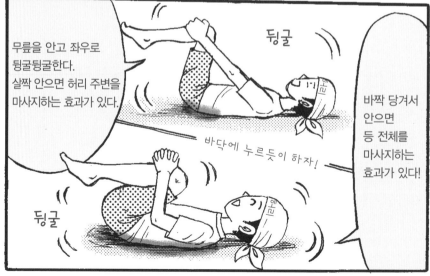

무릎을 안고 좌우로 뒹굴뒹굴한다. 살짝 안으면 허리 주변을 마사지하는 효과가 있다.

뒹굴

바닥에 누르듯이 하자!

뒹굴

바짝 당겨서 안으면 등 전체를 마사지하는 효과가 있다!

처음에 할 때는 한쪽 다리만 당겨서 하면 어렵지 않다!

두 번째 그림 이외의 동작은 이불 위에서 해도 괜찮다. 카펫이나 마룻바닥에서 할 경우에는 목욕 수건을 반으로 접어 깔고 해보자. 무릎을 끌어안은 채로 천천히 심호흡을 하면 가로막을 자극한 덕분에 호흡이 편해져서 이완 상태가 된다. 내장 전체나 대장에 적당한 자극을 주기 때문에 변비 해소와 해독 촉진 효과도 기대할 수 있다.

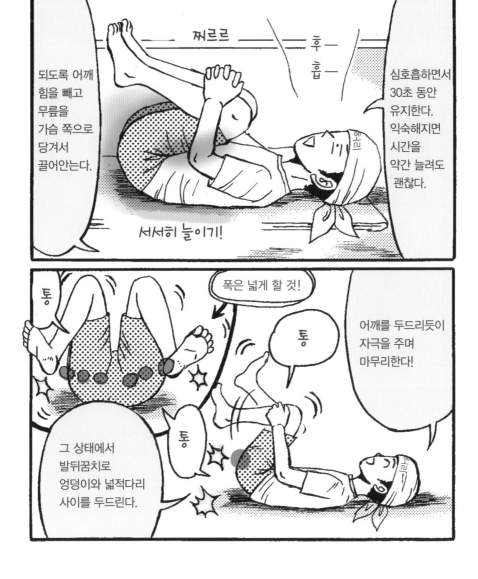

뻣뻣해진 허리에 좋은 엉덩관절 스트레칭

골반 주변의 혈류를 촉진시켜 요통·냉증에 효과적!

일상생활에서 큰 동작으로 움직일 기회가 적고 주변 근육이 경직되기 쉬운 엉덩관절. 요통개선에 효과적이고 엉덩이·넓적다리 뒤·안쪽 허벅지 근육을 늘여주어 엉덩관절을 자극하는 스트레칭으로 관리하자! 요가에서는 '진주조개 자세'라고 부른다.

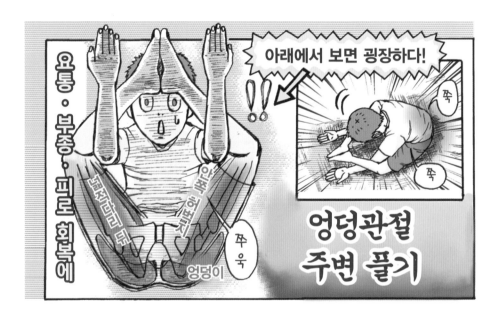

엉덩관절이 경직된다→몸이 틀어진다→몸 상태가 안 좋아진다.

엉덩관절 경직이 요통이나 부종·냉증·골반 틀어짐의 원인이 된다고 한다. 골반 틀어짐은 어깨 뭉침이나 등 뭉침을 유발하기도 한다.

엉덩관절을 지탱해주는 허벅지 근육인 모음근이 얼마나 유연한지 확인하여 자신의 상태를 알아보자. 남성은 큰 체격에 비해 골반이 작아 관절을 움직일 수 있는 범위가 좁은 편이라 이 동작을 하기 어려울지도 모른다. 하지만 몸이 뻣뻣한 사람도 엉덩관절 스트레칭을 꾸준히 하면 점점 유연해질 수 있다!

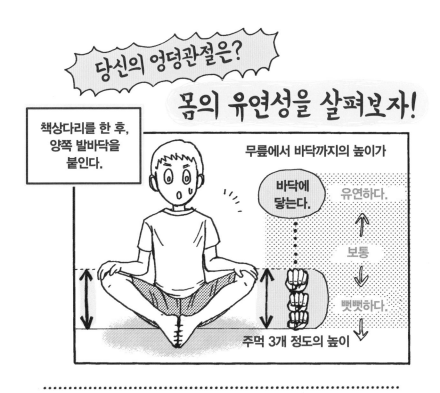

당신의 엉덩관절은?

몸의 유연성을 살펴보자!

책상다리를 한 후,
양쪽 발바닥을
붙인다.

무릎에서 바닥까지의 높이가

바닥에
닿는다.

유연하다.

↑

보통

↓

뻣뻣하다.

↓

주먹 3개 정도의 높이

....

요통의 원인이 되는 근육을 완벽하게 관리하자!

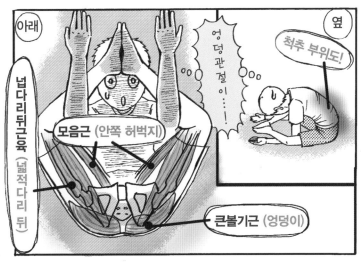

아래

옆

넙다리뒤근육 (넓적다리 뒤)

모음근 (안쪽 허벅지)

엉덩관절이...!

척추 부위도!

큰볼기근 (엉덩이)

바닥 쪽에서 보면 굉장한 진주조개 자세

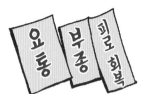

펄 군의

엉덩관절 주변 풀기

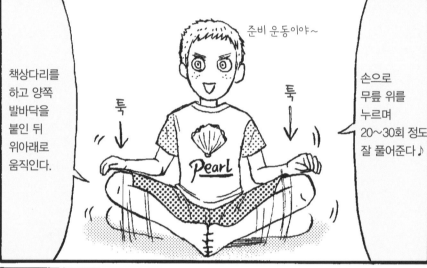

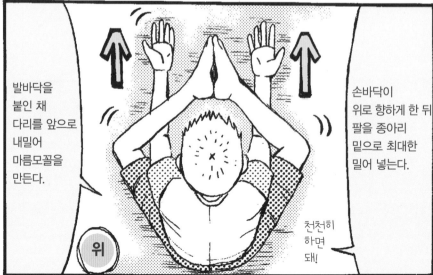

상체를 깊이 숙이는 것보다 엉덩관절 주변을 늘여주는 것이 중요!

발바닥이 살짝 떨어져도 괜찮다. 엉덩이를 움직이면서 자신에게 편한 자세를 조절해준다.
엉덩관절 부위에는 굵은 혈관과 큰 림프샘이 있다. 적당한 자극을 주면 전신의 혈액 순환과 림프
흐름이 촉진되어 신진대사도 좋아지고 부종·냉증 개선이나 피로 회복에도 좋다.
골반 주위의 혈류가 활발해지므로 변비나 부인과 질환 완화에도 좋다.

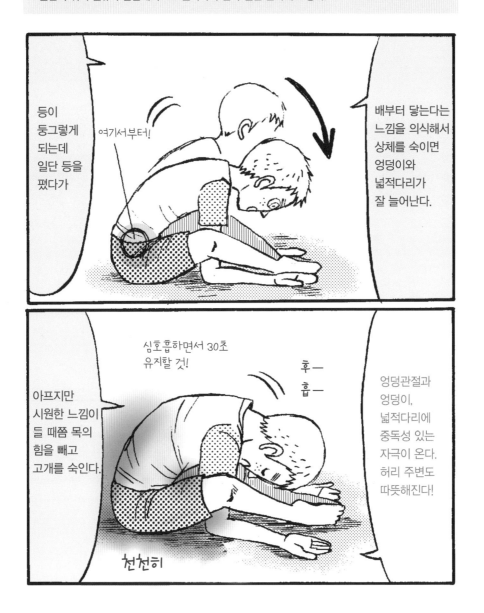

115

요통 예방·개선에 중요한 넓적다리 스트레칭

다리 전체가 따뜻해지고 나른한 몸도 가뿐해진다!

요통의 원인이기도 한 넙다리뒤근육(넓적다리 뒤쪽 근육) 경직에 대해서도
각별히 신경 써야 한다. 허리 통증이나 뭉침이 걱정된다면
'넓적다리 스트레칭'을 추천한다!

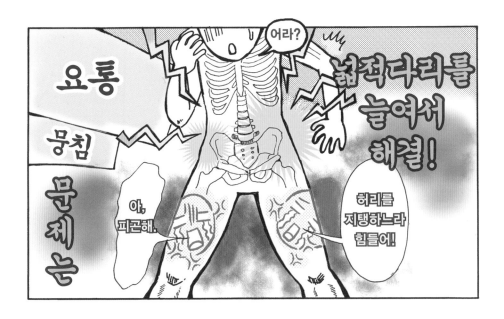

골반의 기울어진 방향으로 요통의 원인이 되는 근육을 알 수 있다!

허리를 아래에서 지탱하는 곳은 엉덩이와 넓적다리다. 중력을 거슬러 몸을 지탱하는 역할을 하기
때문에 항상 부담이 가고 허리 통증의 원인이 되는 부위이다.

요통에는 앞으로 숙이는 것이 힘든 '전굴성'과 뒤로 젖히는 것이 힘든 '후굴성'이 있으며 각각 요통
의 원인이 되는 근육도 다르다고 한다. 앞으로 숙일 때와 뒤로 젖힐 때 중 어느 쪽이 힘든지 알아
보자. 특히 양쪽 다 힘들고 골반 주변의 근육이 전체적으로 경직된 사람은 넓적다리 스트레칭으로
하루 빨리 요통 관리를 시작하자.

당신은 어느 쪽 요통 유형일까?

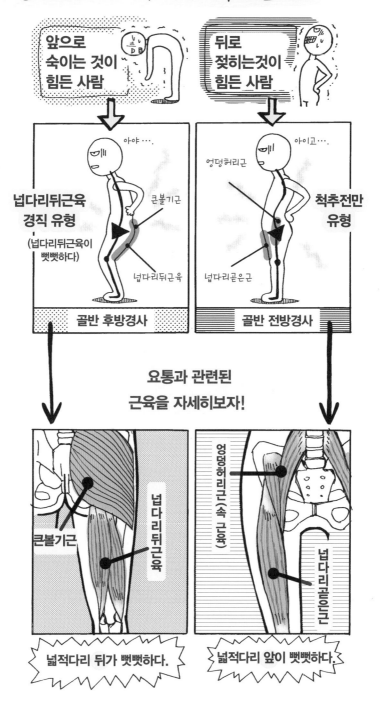

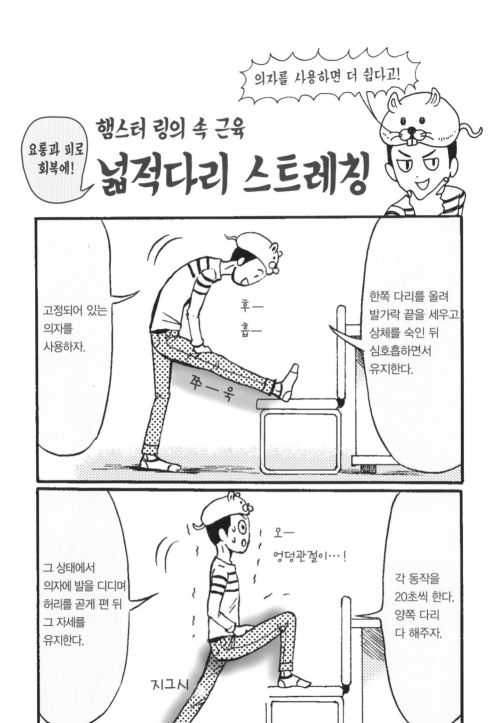

등을 펴고 있을 때는 허리가 뒤로 젖혀지지 않도록 주의!

무릎과 허리에 무리가 가지 않도록 유의하며 천천히 해보자. 이 자세는 넓적다리 뒤와 앞, 엉덩관절 주변의 근육을 잘 늘여준다. 이 동작은 자세를 유지하거나 정상적으로 보행할 수 있도록 중요한 역할을 하는 '엉덩허리근'이라는 속 근육도 늘여준다. 다리 전체로 피가 원활하게 순환되는 느낌이 들고 하체의 나른함도 싹 가시며 이완 효과와 피로 회복 효과도 기대할 수 있다.

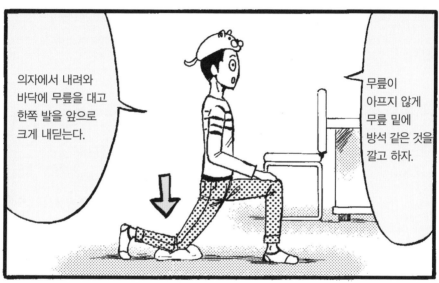

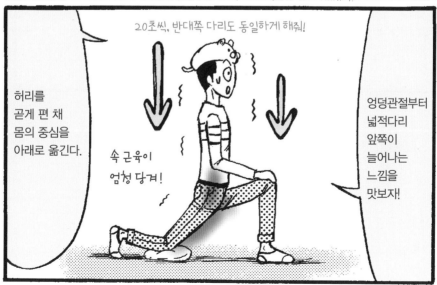

119

지독한 등 뭉침 해결에는
의자에서 몸통 비틀기
내장 피로 개선과 어깨·등 뭉침 해소에도 효과적!

'내장 피로'가 어깨 뭉침의 원인 중 하나라는 사실을 모르는 사람이 많다.
'몸통 비틀기 스트레칭'은 내장 피로와 어깨·등 뭉침을 한꺼번에 풀어준다.
상체의 피로를 해소하고 생기를 되찾자.

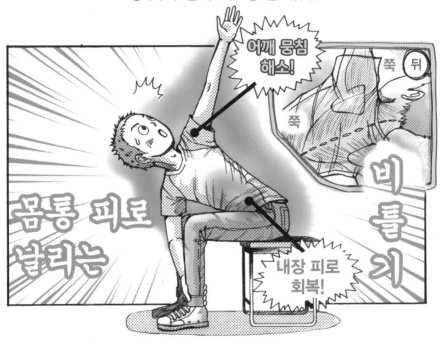

피로해진 내장의 긴장이 등 근육으로 전달된다!

어깨 뭉침은 생활습관에 의한 잘못된 자세나 스트레스의 영향으로 근육이 경직되어 나타나는 증상이다. 그렇기에 '내장 피로가 어깨 뭉침과 무슨 관계라는 거지?'라는 의문이 들 것이다. 이 '의외의 관계성'에 대해 121쪽에서 자세하게 다루고 있다.

차가운 음식을 과도하게 섭취하거나 운동량이 부족한 것도 내장 피로의 원인이라고 한다. 내장의 기능이 저하되면 몸의 혈액 순환도 나빠지기 때문에 식욕 부진이나 나른함뿐만 아니라 어깨 뭉침과 부종 등도 유발된다.

내장 피로가
어깨 뭉침의 원인이 되는 과정

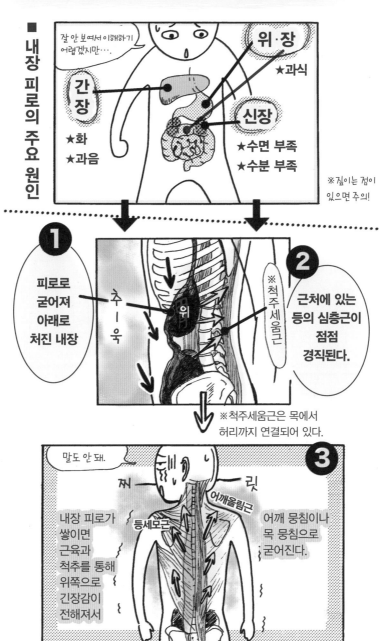

어깨 뭉침과 내장 피로에!

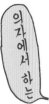 의자에서 하는

피로 날리기
몸통 스트레칭

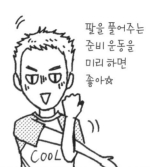

팔을 풀어주는
준비 운동을
미리 하면
좋아☆

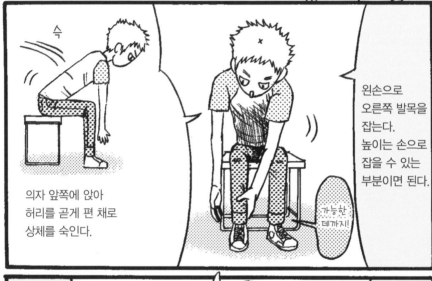

숙

의자 앞쪽에 앉아
허리를 곧게 편 채로
상체를 숙인다.

왼손으로
오른쪽 발목을
잡는다.
높이는 손으로
잡을 수 있는
부분이면 된다.

가능한
데까지!

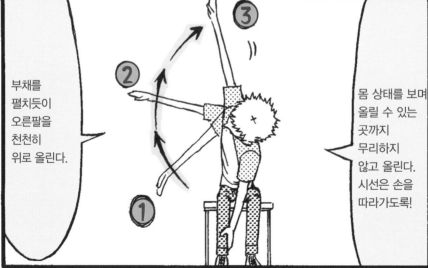

부채를
펼치듯이
오른팔을
천천히
위로 올린다.

몸 상태를 보며
올릴 수 있는
곳까지
무리하지
않고 올린다.
시선은 손을
따라가도록!

부채를 펼치듯이 팔을 위로 올리는 것이 포인트!

목이 아프면 얼굴을 옆으로 돌려도 된다. 근육 비틀기 효과로 등 전체의 뭉침을 제대로 풀어준다. 어깨·등 뭉침뿐만 아니라 팔의 나른함도 완화시켜준다. 상체를 크게 비틀면 내장을 부드럽게 마사지해주는 효과가 있다. 내장 운동이 활발해지고 혈액 순환이 좋아져서 여러 장기에 산소와 영양분이 원활하게 운반되므로 신진대사가 향상되고 자율신경 기능이 개선된다.

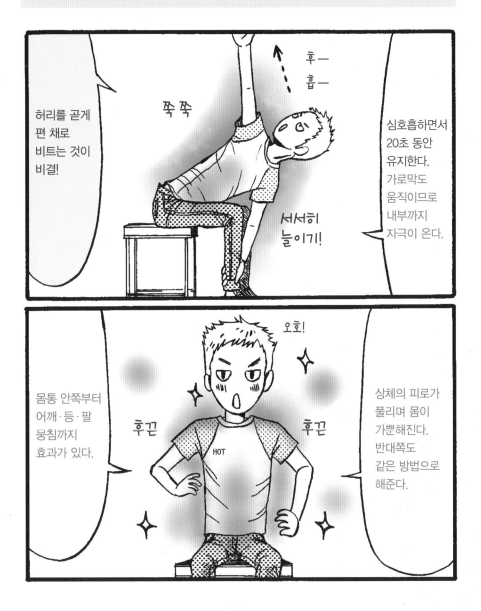

등에서 허리로 이어지는 피로를
한꺼번에 잡는 척추 비틀기

몸속부터 바깥까지 확실하게 풀어준다!

어깨부터 등·허리에 걸쳐 피로가 느껴지면 '척추 비틀기' 스트레칭을 추천한다.
몸통의 중심·척추 주변의 근육을 집중적으로 비틀어주기 때문에
자극이 전달되기 어려운 뭉침까지 몸 안쪽에서부터 풀어준다.

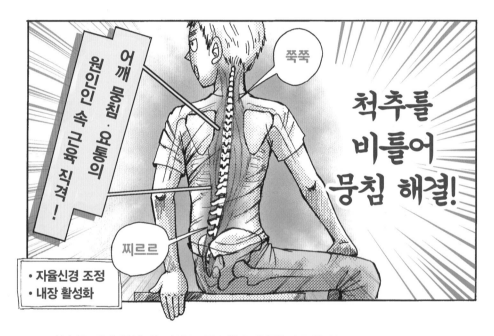

척추를 따라 이어지는 '아주 중요한 근육'에 접근한다!

'척주세움근'이란 척추를 세우는 중요한 역할을 맡고 있는, 척추 양옆에 세로로 길게 자리한 속 근육을 말한다. 앉아 있을 때나 서 있을 때나 자세를 유지하려고 힘을 쓰기 때문에 쉽게 피로해지는 근육이다. 통증을 쉽게 느낄 수 있으며 어깨 뭉침이나 요통의 원인이 되기도 한다.
몸통을 큰 동작으로 비틀면 내장 전체에 적당한 자극이 가서 혈액 순환을 좋게 하고 노폐물 배출을 도와주어 내장의 이완 효과로도 이어진다.

척주세움근이란 무엇일까?

중력을 거슬러
상체를 지탱하고 있는
속 근육

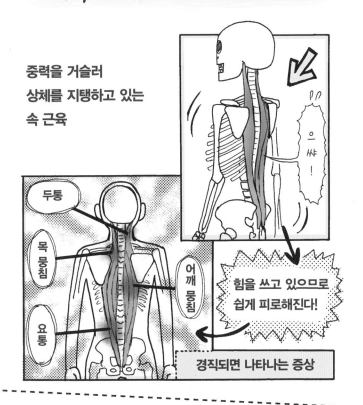

으
쌰
!

힘을 쓰고 있으므로
쉽게 피로해진다!

경직되면 나타나는 증상

두통

목
뭉침

어깨 뭉침

요통

비틀기 자세로
내장의 생기를 되찾자!

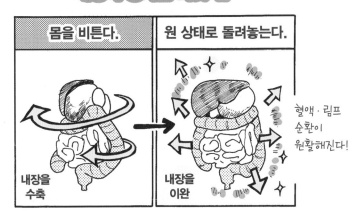

몸을 비튼다.

원 상태로 돌려놓는다.

내장을
수축

내장을
이완

혈액 · 림프
순환이
원활해진다!

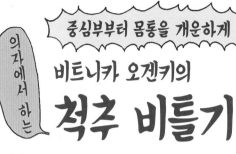

비트니카 오겐키의

의자에서 하는

중심부터 몸통을 개운하게

척추 비틀기

이런 느낌인가!

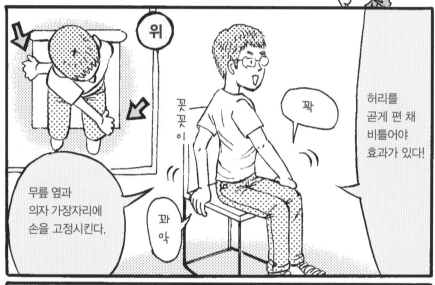

위

꼿꼿이

짝

꽈악

무릎 옆과 의자 가장자리에 손을 고정시킨다.

허리를 곧게 편 채 비틀어야 효과가 있다!

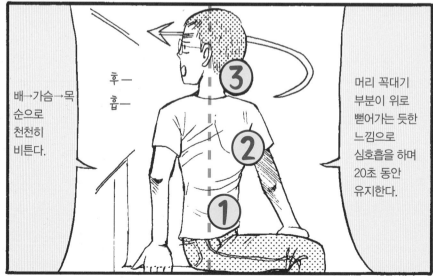

후—
흡—

③
②
①

배→가슴→목 순으로 천천히 비튼다.

머리 꼭대기 부분이 위로 뻗어가는 듯한 느낌으로 심호흡을 하며 20초 동안 유지한다.

반동을 이용하지 말고 아래부터 천천히 비튼다!

하체는 잘 고정시킨다. 목이 아프면 무리해서 고개를 돌리지 않아도 된다. 구부정한 자세로 하면 효과가 감소하므로 주의한다. 척추 주변에 있는 내장이나 근육의 피로를 풀어주는 것은 자율신경 조정과 관련이 있다. 어깨 뭉침을 해소하거나 요통을 예방할 뿐만 아니라 등 뭉침도 확실하게 풀어준다. 쉬는 시간에 기분 전환용으로 간단히 할 수 있는 스트레칭이다.

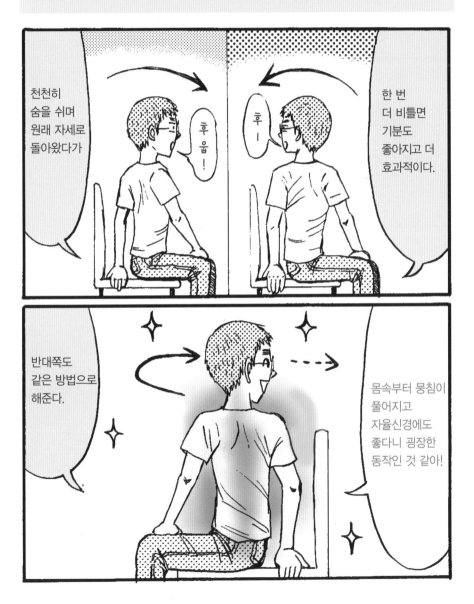

집에서 자투리 시간이나 취침 전에 할 수 있는 틈새 스트레칭.
이 페이지에서는 카펫이나 이불 위에서 할 수 있는 '허리와 등을
풀어주는 스트레칭'을 소개한다.
요가에서는 '고양이 자세'라고 부르는 자세다.

허리와 등을 풀어주는
고양이 자세

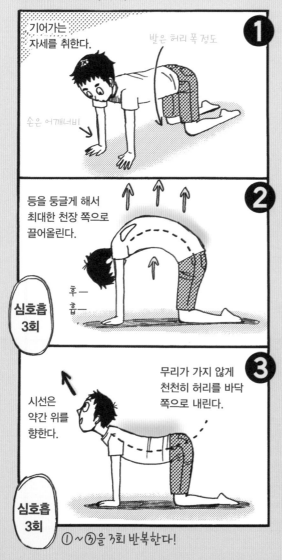

기어가는
자세를 취한다.

발은 허리 폭 정도

손은 어깨너비

①

등을 둥글게 해서
최대한 천장 쪽으로
끌어올린다.

심호흡
3회

후 —
흡 —

②

시선은
약간 위를
향한다.

무리가 가지 않게
천천히 허리를 바닥
쪽으로 내린다.

심호흡
3회

③

①~③을 3회 반복한다!

등을 둥글게 했다가 움푹 들어가게 했다
가를 반복하면 등과 허리 주변의 혈액
순환이 좋아지고 주변 근육이 풀어진다.
어깨뼈 사이가 점점 솟아오르는 느낌으
로 등을 둥글게 만들자. 목이나 허리 통
증이 신경 쓰이는 사람은 ①과 ②만 반
복해도 된다.

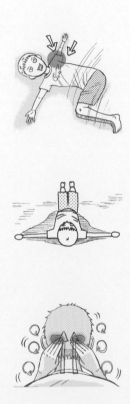

Part 7

집에서 차분히
피로 회복
스트레칭

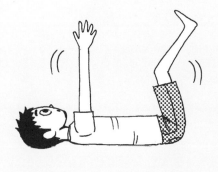

발의 피로를 시원하게 풀어주는
발 마사지

피로 성분을 배출시켜 부종 개선에도 효과적!

몸을 지탱하며 언제나 신발 속에서 웅크리고 있는 발.
발가락 끝만 마사지해줘도 피로 성분을 몸 밖으로 배출하는 효과를 볼 수 있다.
매일 수고하는 발을 위해 발 마사지로 관리해주자!

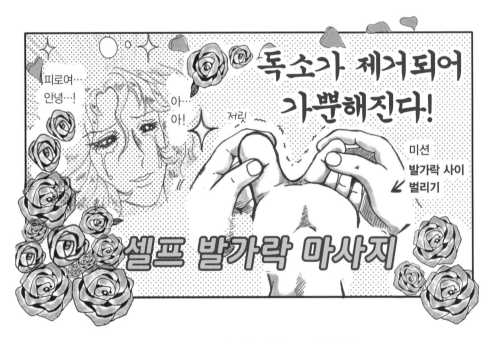

중력으로 인해 아래쪽에 쌓인 노폐물을 지압으로 내보낸다.

사무직 종사자든 육체 노동자든 체내의 불필요한 수분이나 노폐물은 중력에 의해 발바닥에 쌓인
다. 부종·나른함은 체액 순환이나 배설 기능 저하로 인해 생길 수 있다. 잠을 자도 피로가 풀리지
않거나 몸이 늘 차갑고 컨디션이 나쁘다면 몸의 이상을 의심해보자.
그럴 때는 발 마사지로 혈액 순환과 림프의 흐름을 좋게 해서 발에 쌓여 있는 노폐물을 배출시키자!
엄지발가락부터 새끼발가락까지 각각의 관절 부분을 잡고 돌려준 뒤 힘껏 잡아당기는 '발가락 잡
아당기기'도 추천한다.

발끝부터 관리하자!

간단한 발가락 끝 스트레칭

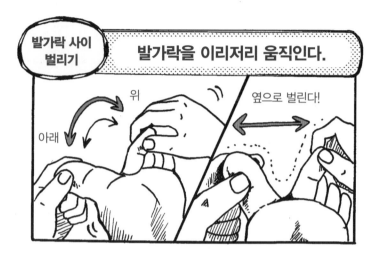

발가락 사이 벌리기

발가락을 이리저리 움직인다.

위

아래

옆으로 벌린다!

엄지발가락부터 새끼발가락까지 다 하자.

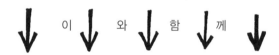

이 와 함 께

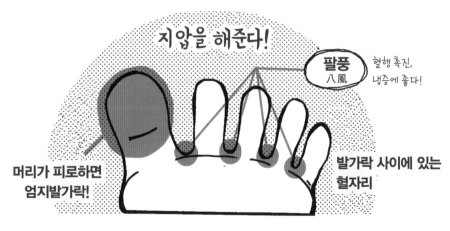

지압을 해준다!

팔풍
八風

혈행 촉진,
냉증에 좋다!

머리가 피로하면
엄지발가락!

발가락 사이에 있는
혈자리

아프지만 시원한 느낌이 들 정도로 꾸ー욱 누른다!

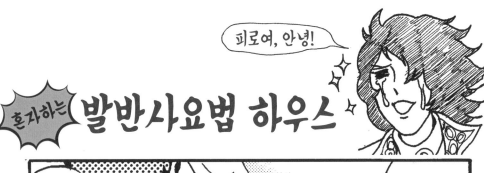

혼자하는 발반사요법 하우스

피로여, 안녕!

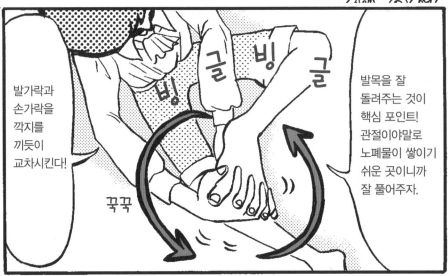

발가락과 손가락을 깍지를 끼듯이 교차시킨다!

꾹꾹

빙 글 빙 글

발목을 잘 돌려주는 것이 핵심 포인트! 관절이야말로 노폐물이 쌓이기 쉬운 곳이니까 잘 풀어주자.

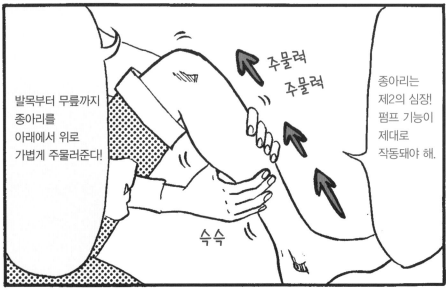

발목부터 무릎까지 종아리를 아래에서 위로 가볍게 주물러준다!

주물럭 주물럭

종아리는 제2의 심장! 펌프 기능이 제대로 작동돼야 해.

쓱쓱

고샅 부위는 부드럽게 마사지해준다!

여기에서 소개하는 '발 마사지'는 반사요법 전문숍에서 하는 방법과 비슷하다. 그림의 순서대로 따라 한 뒤 허리나 엉덩이를 가볍게 두드려주면 하체를 이완시키는 효과를 더욱 높일 수 있다. 발바닥에는 신체 부위에 관련된 혈자리가 많이 있다. 아프지만 시원한 느낌이 드는 부분을 찾아 양손으로 지압을 하거나 주먹 쥔 손의 아랫부분으로 두드리면서 자극을 줘도 기분이 상쾌해진다!

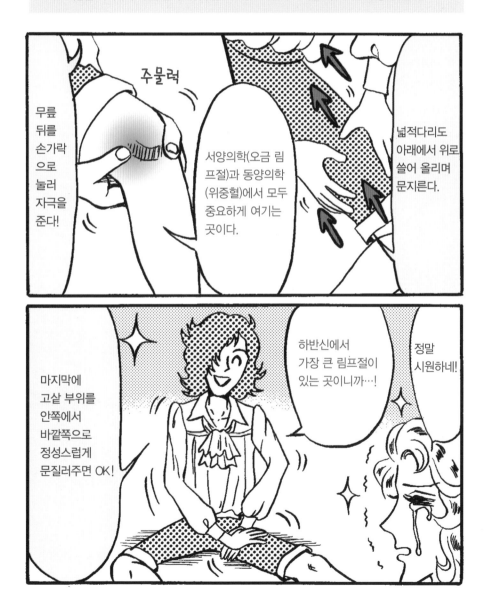

과도한 두뇌 활동으로 딱딱해진 두피를 풀어주는 마사지

뇌가 편안해지면 몸의 긴장도 풀린다!

머리에도 '뭉침' 증상이 있다. 스마트폰이나 컴퓨터를 장시간 보거나 스트레스 등으로 뇌에 피로가 쌓이면 두피도 딱딱해진다. 두피 마사지를 잘 해주면 뇌가 회복되고 눈의 피로나 스트레스가 풀리는 등 몸이 가뿐해지는 효과를 얻을 수 있다.

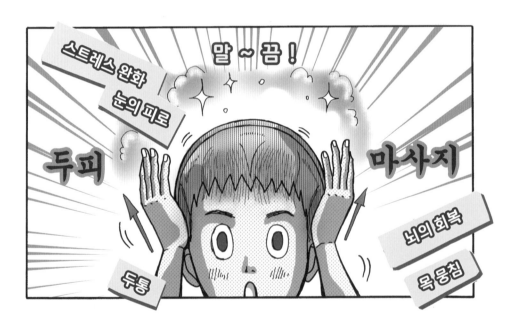

머리 근육이 경직되면 뇌에도 부담이 간다!

머리의 뭉침이 심한 사람은 손가락 끝으로 두피를 문질러도 거의 움직이지 않는다고 한다. 뭉침이 심하면 혈액 순환이나 림프의 흐름이 원활하지 못해 두통·안정피로·현기증·전신 권태감 등 다양한 증상이 나타난다고 한다.

겉으로 보기에 머리는 매끄러워 보이지만 이마·측두부·후두부에는 근육이 있고 이 근육들을 '모상건막'이라고 하는 얇고 튼튼한 조직이 덮고 있다. 머리 근육이 굳으면 정신적으로도 영향을 미치기 때문에 유연하게 유지될 수 있도록 잘 관리해줘야 한다.

머리도 뭉침 증상이 있다!

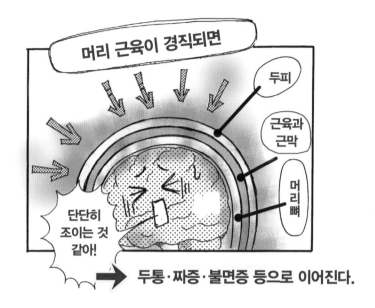

머리 근육이 경직되면

두피

근육과 근막

머리뼈

단단히 조이는 것 같아!

➡️ 두통·짜증·불면증 등으로 이어진다.

머리 근육이 뭉치는 원인은 무엇일까?

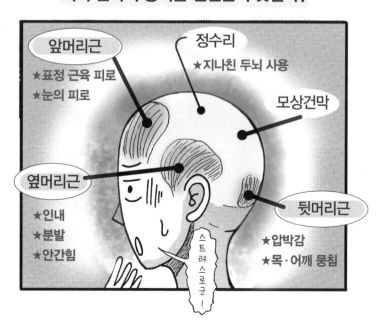

앞머리근
★표정 근육 피로
★눈의 피로

정수리
★지나친 두뇌 사용

모상건막

옆머리근
★인내
★분발
★안간힘

스트레스로군!

뒷머리근
★압박감
★목·어깨 뭉침

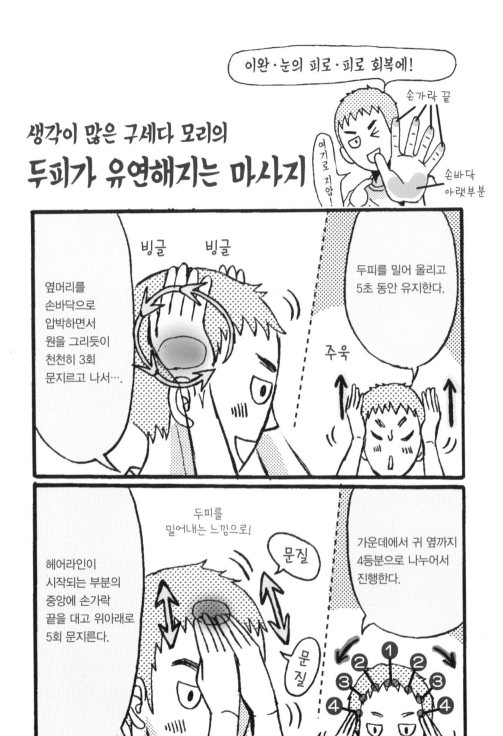

적당한 힘으로 꼼꼼하게 마사지한다.

마지막에 열 손가락을 갈퀴 모양으로 만들어 머리 전체를 가볍게 두드려주는 것도 좋다. 두피와 얼굴 피부는 이어져 있기 때문에 표정 근육이 풀어지면서 얼굴 부종이 완화되기도 한다. 3분 정도 해주면 뇌의 회복에 도움을 준다. 10분 정도 꼼꼼히 풀어주면 부교감신경이 활성화되어 뇌가 편안 해지면서 굳었던 몸도 쉽게 풀어지기 때문에 피로 회복으로 이어진다.

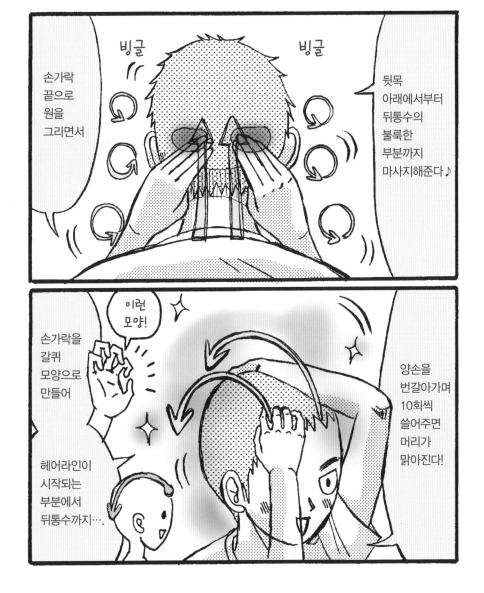

피로한 위장에 좋은
누워서 비틀기 스트레칭

배 주변의 긴장을 풀어줘서 피로 회복에 효과적!

배 속부터 피로를 해소하고 싶을 때는 누워서 하는 몸통 비틀기 스트레칭을 추천한다.

피로한 내장을 활발하게 만들고 요통 개선에도 도움을 준다.

요가에서는 '악어 자세'라고 부른다.

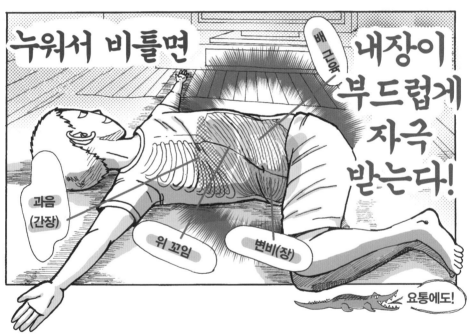

몸을 비틀면 피로해진 내장의 기능이 회복된다.

위·장·간장 등 피로해진 내장을 부드럽게 마사지하고 건강하게 해주는 스트레칭이다. 복부를 비틀면 내장에 적당한 압력이 가해진다.

그 압력으로 피로 성분인 더러운 혈액이 배출되고 신선한 혈액이 다시 들어가게 된다.

혈액 순환이 원활해지면 전신이 따뜻해지고 내장지방 제거도 도와준다. 허리·등·어깨 근육도 기분 좋게 늘어나 요통 개선에도 효과적이다.

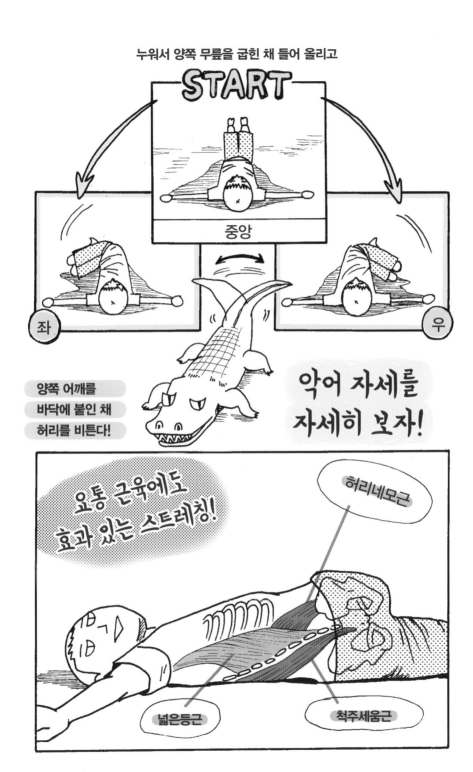

누워서
내장 스트레칭하는
라코스테 군

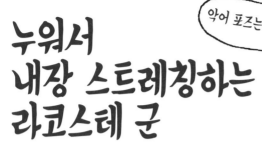
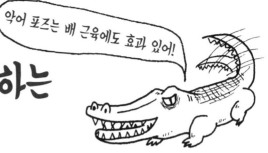

악어 포즈는 배 근육에도 효과 있어!

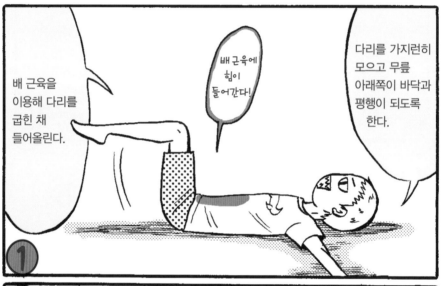

배 근육을 이용해 다리를 굽힌 채 들어올린다.

배 근육에 힘이 들어간다!

다리를 가지런히 모으고 무릎 아래쪽이 바닥과 평행이 되도록 한다.

①

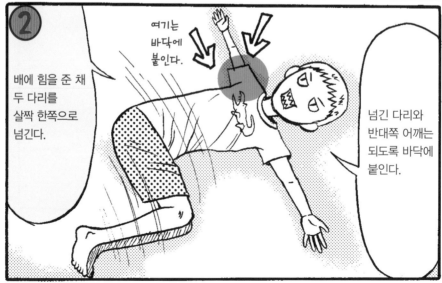

②

배에 힘을 준 채 두 다리를 살짝 한쪽으로 넘긴다.

여기는 바닥에 붙인다.

넘긴 다리와 반대쪽 어깨는 되도록 바닥에 붙인다.

척추 주변의 긴장을 풀어주면 자율신경도 조정된다!

동작이 어느 정도 몸에 익었을 때 2~3회 반복해주면 효과도 높아지고 몸도 한결 편안해진다. 다리와 어깨 모두 바닥에 닿지 않는 사람은 너무 무리하지 말고 본인이 편안한 상태로 뒤틀려 있다고 생각하는 지점에서 힘을 빼자. 누워서 비틀기 자세는 중력을 이용해서 편하게 할 수 있는 것이 장점이다. 척추 주변에 있는 내장이나 근육의 긴장을 풀어주어 자율신경 조정에 효과적이다.

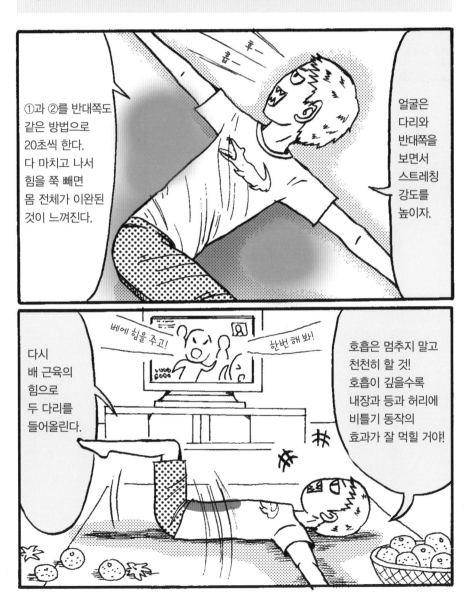

①과 ②를 반대쪽도
같은 방법으로
20초씩 한다.
다 마치고 나서
힘을 쭉 빼면
몸 전체가 이완된
것이 느껴진다.

얼굴은
다리와
반대쪽을
보면서
스트레칭
강도를
높이자.

후
읍후

베에 힘을 주고!

한번 해 봐!

다시
배 근육의
힘으로
두 다리를
들어올린다.

호흡은 멈추지 말고
천천히 할 것!
호흡이 깊을수록
내장과 등과 허리에
비틀기 동작의
효과가 잘 먹힐 거야!

틈새 스트레칭

집에서 자투리 시간이나 취침 전에 할 수 있는 틈새 스트레칭. 이 페이지에서는 카펫이나 이불 위에서 할 수 있는 '팔다리 털기 자세'를 소개한다.

냉증·부종·피로 회복에는

팔다리 털기 자세

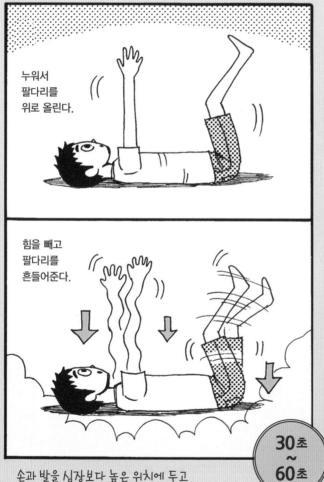

누워서 팔다리를 위로 올린다.

힘을 빼고 팔다리를 흔들어준다.

서양의학에서 '모세관 운동'이라고도 불리는 스트레칭이다. 중력 때문에 손과 발에 쌓여 있던 노폐물을 배출하기 쉬워지고 전신의 혈액이나 림프의 흐름이 원활해진다. 호흡을 멈추지 말고 이완된 상태에서 한다. 손과 발이 찬 '말단형 냉증' 완화에도 도움이 된다.

30초 ~ 60초

손과 발을 심장보다 높은 위치에 두고 흔들어서 자극을 주자!

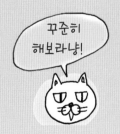
꾸준히
해보라냥!

몸의 뻐근함은 단순히 한 부분의 문제만 원인이 아니기 때문에 한 가지 스트레칭이 익숙해지면 다른 스트레칭과 조합하여 근육의 이완 지수를 올리는 것도 추천합니다. 예를 들면 '눈의 피로 관리'와 '목 뭉침' '어깨 뭉침 스트레칭'을 조합해서 하면 한 가지 스트레칭을 했을 때보다 몸이 훨씬 더 상쾌해집니다.

여러분이 더 시원하다고 느끼거나 마음에 드는 스트레칭을 조합해서 해보면 근육의 이완 지수도 더 올라가고 만족도도 높아질 것입니다.

거듭 말씀드리지만 다치지 않게 스트레칭의 강도를 '적절하게' 조절하는 것을 잊지 마시기 바랍니다. 깜박하기 쉬운 '심호흡'도 몸의 뭉침을 푸는 데에 '중요한 열쇠'라는 사실도 기억하고 충분히 호흡해주세요. 스트레칭을 할 때 숨을 참게 되면 어지럼증이 생길 수도 있답니다.

마지막으로 편집자와 디자이너를 포함하여 감수를 맡아주신 〈for.R〉 척추교정원의 다나카 원장님, 이 책에 참여해주신 모든 분들께 감사의 말씀을 전합니다.

마지막까지 읽어주셔서 정말 감사합니다!

사키타 미나

사키타 미나가 직접 해보고 추천한다!
근육의 이완 지수를 높이는 스트레칭 조합

● 수건만으로도 상체가 개운해지는 조합

⇒ 44쪽 뒷목 뭉침에 좋은 수건 스트레칭 **+** 88쪽 수건을 이용한 어깨뼈 스트레칭

● 졸음이 싹 달아나는 조합

⇒ 52쪽 앞으로 굽히기 스트레칭 **+** 68쪽 한쪽 코 호흡법

● 누워서도 요통이 해소되는 조합

⇒ 108쪽 뒹굴뒹굴 스트레칭 **+** 140쪽 누워서 비틀기 스트레칭

● 척추 주변을 확실히 풀어주는 고양이 자세 조합

⇒ 100쪽 비틀기 자세 **+** 128쪽 고양이 자세

● 하반신 부종에 좋은 조합

⇒ 112쪽 엉덩관절 스트레칭 **+** 132쪽 발 마사지

● 미지근한 물로 목욕 후 이완 효과를 높이는 조합

⇒ 76쪽 귀 마사지 **+** 136쪽 두피를 풀어주는 마사지

지금 우리들의 생활은 불과 100년 전과는 전혀 다릅니다.

어릴 때부터 책상에 앉아서 책만 보며 자라고, 어른이 되어서는 직장에서 컴퓨터 앞에 앉아만 있다가, 출퇴근할 때는 스마트폰만 보고, 집에 와서는 TV나 스마트폰을 보다가 잠이 듭니다. 멀지 않은 거리도 차를 타고 이동하여 걷기는 줄어들고, 육체적 노동은 거의 없는 생활입니다.

이런 일상 속에서 우리의 몸은 역진화(?)하고 있는지도 모릅니다. 매일 모니터를 응시하다보니 시력이 저하되어 안경은 필수가 되고, 무거워진 머리는 앞으로 빠져 거북목이 되고, 등은 굽어지고, 허리는 약해지고, 배는 나오고, 다리는 가늘어진 체형의 구부정한 인류인 '호모 구부정리쿠스'가 탄생할지도 모릅니다.

한의원에 내원하는 분들 가운데, 간단한 운동법만 익혀서 실천하기만 해도 건강을 충분히 유지할 수 있는 분들이 많이 계십니다. 바쁜 진료 중에서도 운동법을 가르쳐 드리려고 노력합니다만, 운동법을 알고 있더라도 꾸준히 실천하는 것은 만만한 일이 아닙니다. 물론 꾸준한 스트레칭을 통해 실제로 만성적인 요통이나, 목과 어깨 통증, 소화불량 등을 혼자 해결하시는 분들도 많이 봅니다. 그분들의 몸은 역시 다릅니다. 단단함, 탄탄함, 생기 있는 살결을 유지하고 계십니다.

한편 만성피로, 불면, 불안, 우울, 공황장애, 틱 장애, 파킨슨병, 인지증 등 마음과 뇌의 문제라고 알려진 질환들도 사실은 '몸'이 원인일 수 있습니다. 감정, 정서를 뜻하는 'EMOTION'은 'E(out)'와 'MOTION'이 합쳐진 단어로, '밖으로 드러나는 몸의 움직임'을 말합니다. 즉, 마음의 문제는 몸의 문제이며 몸을 어떻게 움직이느냐가 마음의 상태를 결정할 수 있다는 말이 됩니다. 뇌라는 것도 결국은 몸의 상태를 반영하는 것이 아닌가 생각합니다. 적당한 몸의 움직임으로 몸의 상태를 개선하면 뇌의 상태도 역시 좋아집니다.

몸의 움직임, 즉 적당한 운동이 중요하다는 것을 알고는 있지만 대부분 신경을 쓰지 못합니다. 시간이 없어서, 어떻게 해야 하는지 몰라서 못하게 되는데요, 이 책은 그런 아쉬움을 한방에 날려줍니다.

저자인 사키타 미나는 일러스트레이터이자 만화가입니다. 하루 종일 앉아서 작업을 하던 도중 몸의 이상을 느끼고 은퇴를 하려고 했는데, 요가를 접하게 된 이후 심신의 안정을 되찾아 다시 열심히 그림을 그리고 있습니다. 그때 효과를 보았던 요가 동작을 모아 낸 책이 바로 《일하는 당신의 피로를 풀어주는 대단한 스트레칭》입니다.

이 책은 발행 즉시 10만 부를 돌파하며 베스트셀러에 올랐으며, 좋은 반응에 힘입어 매일매일 보고 따라 할 수 있는 탁상판도 출간되었습니다. 그만큼 일반 독자들도 따라 하기 쉽고 효과 있는 스트레칭이라는 뜻이겠지요.

이 책은 저자의 실제 경험과 많은 독자들의 '좋아요'를 통해 '진짜 효과 있는' 스트레칭법을 엄선한 모음집입니다. 사람들이 직접 해보고 좋았던 경험이 축적된 '스트레칭 빅데이터'인 셈입니다.

목 뭉침과 어깨 뭉침, 눈의 피로, 허리 통증, 부종, 학업과 업무 중에 밀려오는 졸음이나 집중력 부족 등 심신의 피로함을 안고 지내는 분들이 많습니다. 이 책에서는 그런 분들을 위해 직장, 학교, 집 어디서든 간단히 할 수 있지만 효과 만점인 37가지 스트레칭을 만화로 알기 쉽게 설명합니다. SNS에 연재될 당시, 독자들의 높은 지지를 받았던 스트레칭 동작을 엄선한 알짜 스트레칭으로만 구성되어 있기도 합니다. 통증의 원인과 해소법의 원리를 그림으로 설명해주기 때문에 누구나 쉽게 따라할 수 있는 책으로, 건강한 생활을 유지하는 데에 페이스메이커가 되어줄 것입니다.

건강은 실천입니다.
30초만 시간을 내어 몸을 움직여 보세요.
운동은 운명을 바꿉니다.

선릉에서
백정흠이 씁니다.

용어 정리

해부학 용어는 개정 후의 용어로 통일하였습니다.

견갑골 (肩胛骨) → 어깨뼈

견갑거근 (肩甲擧筋) → 어깨올림근

경동맥 (頸動脈) → 목동맥

고관절 (股關節) → 엉덩관절

광배근 (廣背筋) → 넓은등근

내늑간근 (內肋間筋) → 속갈비사이근

내전근 (內轉筋) → 모음근

늑간근 (肋間筋) → 갈비사이근

늑골 (肋骨) → 갈비뼈

능형근 (菱形筋) → 마름근

두개골 (頭蓋骨) → 머리뼈

대둔근 (大臀筋) → 큰볼기근

대퇴사두근 (大腿四頭筋) → 넙다리네갈래근

대퇴직근 (大腿直筋) → 넙다리곧은근

두판상근 (頭板狀筋) → 머리널판근

복사근 (腹斜筋) → 배빗근

복직근 (腹直筋) → 배곧은근

비갑개 (鼻甲介) → 코선반

삼각근 (三角筋) → 어깨세모근

상완이두근 (上腕二頭筋) → 위팔두갈래근

상완삼두근 (上腕三頭筋) → 위팔세갈래근

서혜부 (鼠蹊部) → 고샅 부위

소흉근 (小胸筋) → 작은가슴근

쇄골 (鎖骨) → 빗장뼈

이개후 (耳介後) → 귓바퀴 뒤

이개전 (耳介前) → 귓바퀴 앞

이상근 (梨狀筋) → 궁둥구멍근

외늑간근 (外肋間筋) → 바깥갈비사이근

외안근 (外眼筋) → 바깥눈근육

요방형근 (腰方形筋) → 허리네모근

장요근 (腸腰筋) → 엉덩허리근

전거근 (前鋸筋) → 앞톱니근

전두근 (前頭筋) → 앞머리근

전완굴근군 (前腕屈筋) → 아래팔굽힘근

척주기립근 (脊柱起立筋) → 척주세움근

측두근 (側頭筋) → 옆머리근

후두근 (後頭筋) → 뒷머리근

후두하근군 (後頭下筋) → 뒤통수밑근

흉골 (胸骨) → 복장뼈

흉곽 (胸廓) → 가슴우리

햄스트링 (hamstring) → 넙다리뒤근육

횡격막 (橫膈膜) → 가로막

흉쇄유돌근 (胸鎖乳突筋) → 목빗근

옮긴이 **임경화**

대학에서 독문학과 일본학을 전공했으며, 아지사이의 '됴한글 번역 연구회' 회원으로 활동 중이다. 옮긴 책으로는 히가시노 게이고의《회랑정 살인사건》, 요코야마 히데오의《동기》, 온다 리쿠의《구형의 계절》, 가도이 요시노부의《이에야스, 에도를 세우다》, 재일 한국인 영화 제작자 이봉우의 인생을 소개한《인생은 박치기다》등이 있다.

감수 **백정흠**

"몸을 기운을 바로 하면 병은 저절로 낫는다!"는 자연스러운 이치를 따라 추나·도수치료로 인체 근골격계 구조의 불균형을 바로 하고, 한약치료로 장부 기운을 바로 하여 만성 난치성 질환을 쉽고 빠르게 치료하기 위해 하루하루 노력하는 한의사다.

저서로는 목을 바로 하여 자율신경실조증 등의 난치병 치료를 위한《아픈 사람의 99%는 목이 뭉쳐있다》가 있으며, 역서로는 도수치료를 위한《신체균정법》, 한약 처방을 위한《임상 고금 복증신람》, 정신과 치료의 속내를 파헤친《정신과 치료의 진실》등이 있다.

일하는 당신의 피로를 풀어주는
대단한 스트레칭

1판 1쇄 발행 2019년 2월 14일
1판 4쇄 발행 2020년 2월 20일

지은이 사키타 미나
옮긴이 임경화
감수 백정흠

발행인 양원석   **편집장** 김건희
책임편집 주리아   **영업마케팅** 조아라, 신예은

펴낸 곳 ㈜알에이치코리아
주소 서울시 금천구 가산디지털2로 53, 20층 (가산동, 한라시그마밸리)
편집문의 02-6443-8904   **도서문의** 02-6443-8800
홈페이지 http://rhk.co.kr
등록 2004년 1월 15일 제2-3726호

ISBN 978-89-255-6533-0 (13510)